This book was originally published in Japanese
under the title of :

Sᴜʀᴇᴄʜɪɢᴀɪ-Kōɢō ： Pᴀ̄sʜᴀʀᴜ-ᴅᴇɴᴄʜᴀ̄ Nᴀɴsʜōʀᴇɪ Nᴏ Kōʀʏᴀᴋᴜ

（Eichner Classification C1 ： Removable Partial Denture Refractory Cases）

Editors:

Oʜᴋᴜʙᴏ, Chikahiro
Tᴀᴋᴀʏᴀᴍᴀ, Yasuko

Oʜᴋᴜʙᴏ, Chikahiro
　Professor and Chairman of Department of Removable Prosthodontics
　Tsurumi University，School of Dental Medicine

© 2019　1st ed

ISHIYAKU PUBLISHERS, INC.
　7-10, Honkomagome 1 chome, Bunkyo-ku,
　Tokyo 113-8612, Japan

序

Preface

『すれ違い咬合の補綴』（尾花甚一監修，大山喬史，細井紀雄編，医歯薬出版，1994年）が発刊されて，四半世紀が経過しようとしています．にもかかわらず，今も「すれ違い咬合」は欠損補綴の中で難症例の最たるものと位置付けられており，臨床的難度は少しも軽減されておりません．

私たちの講座は「すれ違い咬合」の名付け親でもある故尾花甚一先生を初代教授として，約50年前に開設されました．欠損補綴の臨床に軸足を置き，講座特有ともいえる義歯設計や独創的な治療術式，技工術式を考案，提唱されていました．

尾花先生はご自身の臨床でもすれ違い咬合症例に非常に興味を持たれており，義歯の回転変位を抑制するために，最大限の支持能力を発揮するキャップクラスプや連続切縁レストに対して，過大なアンダーカットを利用した抗回転能の付与を試みていました．また，少しでも回転に対する抵抗源を増すため，粘膜支持を増強したリモールディング法を考案されました．さらに，尾花講座をあげて「すれ違い対策」に努め，改善策を試行したわけですが，完全に義歯の回転変位を止めることはできませんでした．

すれ違い咬合では，欠損側隣接歯以外に歯根膜支持を求めることが困難なため，回転に抵抗する最大限の把持と維持が求められます．しかしながら，咬合力を相殺し回転を抑制できる把持力，維持力を支台装置に求めることはきわめて難しく，これが難症例たる所以です．

当時，尾花先生はインプラント治療には懐疑的で否定的な立場を取られていました．しかし臨床で義歯の不可避な回転変位に直面されたときには，「もしインプラントの信頼性が高まれば，すれ違い咬合やコンビネーションシンドロームに対して上顎前歯部にインプラントを埋入し，下顎の突き上げを防止するために使用するだろう」と話されていました．可撤性補綴の難症例に対しては，インプラント支持が有効であることを当時より示唆されており，インプラントの高い信頼性を確認されたのなら，インプラント支持パーシャルデンチャーの設計を望まれたのかもしれません．

本書は，『すれ違い咬合の補綴』発刊以来，私たちが検討してきた「すれ違い対策」をまとめたものです．これまでに進化した設計・製作法と最新のすれ違い対策を提唱し，インプラントを含めた義歯の動揺（回転変位）を抑制するための考え方と実際の臨床術式を提示し，現場におけるすれ違い咬合対策を再考してみました．本書がすれ違い咬合症例だけでなく，パーシャルデンチャーによる欠損補綴全般の臨床に役立つことを希望します．

2019年　初春

大久保力廣

CONTENTS

すれ違い咬合
——パーシャルデンチャー難症例の攻略

CHAPTER 1　パーシャルデンチャーにおける難症例 …… 2

❶ パーシャルデンチャーの難症例は増加する …… 2
❷ 難症例の病態と特徴 …… 3
❸ 「すれ違い咬合」の病態と特徴 …… 6

CHAPTER 2　パーシャルデンチャー難症例の基本的考え方と臨床術式 …… 10

❶ 義歯の動きと設計指針 …… 10
パーシャルデンチャーに加わる力への対応 …… 10
　■ パーシャルデンチャーの支持様式 …… 10
　■ 遊離端義歯の動き …… 10
　■ 義歯に加わる力の制御と設計のポイント …… 11
　■ 設計手順 …… 11
　■ すれ違い咬合における義歯の動きと設計のポイント …… 12
確実な支持・把持・維持を得るための前処置 …… 13
　■ ガイドプレーンおよびレストシートの形成 …… 13
　■ 支台歯の歯冠修復（サベイドクラウン） …… 15
　CLINICAL HINTS　連結強度 …… 15
　CLINICAL HINTS　支台歯間線を考慮した設計 …… 16
　case 1　レストによる咬合関係の改善 …… 17
　case 2　歯根膜支持と粘膜支持をできるだけ増強する …… 18

❷ 印象採得 …… 20
パーシャルデンチャーの印象採得の考え方 …… 20
個人トレーを用いる方法 …… 20
咬合印象 …… 20
オルタードキャストテクニック …… 22
複製義歯を用いる印象法 …… 23
機能的咬合印象法（FBI テクニック） …… 24
　CLINICAL HINTS　金属床義歯の使用金属 …… 25

CONTENTS

ピエゾグラフィー ……………………………………………………………………26
■ 機能時のデンチャースペースの変化 …………………………………………26
■ ピエゾグラフィーで利用される発音 …………………………………………26
■ ピエゾグラフィーに使用される材料 …………………………………………27
■ 臨床術式 …………………………………………………………………………28
CLINICAL HINTS　ピエゾグラフィー採得時の注意点 ……………………29
case 3　すれ違い咬合に対してデンチャースペースを考慮した
　　　　　インプラントオーバーデンチャー症例 …………………………30
CLINICAL HINTS　ピエゾグラフィックトレーと人工歯排列 ……………33

❸ 咬合採得 …………………………………………………………………………34
パーシャルデンチャーにおける咬合採得の考え方 ………………………………34
咬合床の工夫 …………………………………………………………………………35
咬合採得の精度向上 …………………………………………………………………35
■ 前後すれ違い咬合 ………………………………………………………………36
■ 左右すれ違い咬合 ………………………………………………………………36
■ 複合すれ違い咬合 ………………………………………………………………36
すれ違い咬合における咬合採得のポイント ………………………………………37
　　1）咬合を繰り返し確認する／37　2）咬合採得を複数回行う／39　3）義歯は片顎ずつ
　　製作する／40　4）診断用義歯を活用する／40　5）咬合印象を採得する／42
case 4　咬合挙上症例の咬合採得：デンチャースペースが不足している症例の咬合床…44

❹ ろう義歯試適 ……………………………………………………………………45
ろう義歯は完成義歯に限りなく近い形態にする …………………………………45
正中や歯頸線，人工歯排列位置の確認 ……………………………………………45
根面アタッチメント使用時の排列 …………………………………………………45

❺ 強力な支持機能を有する支台装置 ……………………………………………46
キャップクラスプ ……………………………………………………………………46
■ 基本的なキャップクラスプ ……………………………………………………47
■ 鉤腕付きキャップクラスプ ……………………………………………………47
■ キャップクラスプの内冠 ………………………………………………………48
■ キャップクラスプの利点と欠点 ………………………………………………48
CLINICAL HINTS　キャップクラスプの顎関節症治療への応用 …………48

❻ 把持機能を高める空隙の利用 …………………………………………………49
後処置によるシンギュラムレスト …………………………………………………49
連続シンギュラムレスト ……………………………………………………………51

CLINICAL HINTS　大連結子の選択 ……………………………………………………………52

鼓状形態の空隙による把持効果 …………………………………………………………53

　　case 5　鼓状形態の空隙により最大限の把持を得る ………………………………54

CHAPTER *3*

すれ違い咬合の治療方針と設計指針 ……………………………………………58

❶前後すれ違い咬合 ………………………………………………………………58

前後すれ違い咬合の特徴 …………………………………………………………58

前後すれ違い咬合の問題点とその対応 …………………………………………58

■ 問題点 ………………………………………………………………………………58

■ 対　応 ………………………………………………………………………………59

case 1　対咬するレストの接触ですれ違いを阻止した症例 ………………………59

case 2　咬合面を金属で一体化することにより安定を図った症例 ………………62

❷左右すれ違い咬合 ………………………………………………………………66

左右すれ違い咬合の特徴 …………………………………………………………66

左右すれ違い咬合の問題点とその対応 …………………………………………66

■ 問題点 ………………………………………………………………………………66

■ 対　応 ………………………………………………………………………………67

case 3　金属床義歯で咬合平面の傾斜を改善した症例 ……………………………67

case 4　インプラントパーシャルデンチャー（IRPD）で対処した症例 …………72

❸複合すれ違い咬合 ………………………………………………………………77

複合すれ違い咬合の特徴 …………………………………………………………77

複合すれ違い咬合の問題点とその対応 …………………………………………77

■ 問題点 ………………………………………………………………………………77

■ 対　応 ………………………………………………………………………………78

case 5　レジン床義歯で対処した症例 ………………………………………………78

case 6　クラスプ義歯から内冠付きキャップクラスプ義歯に変更した症例 ………82

case 7　オーバーレイ化し義歯の脱落を防止した症例 ……………………………86

CLINICAL HINTS　補強線とフレームワーク構造 ………………………………90

❹頰舌すれ違い咬合 ………………………………………………………………91

頰舌すれ違い咬合の特徴 …………………………………………………………91

頰舌すれ違い咬合の問題点とその対応 …………………………………………91

■ 問題点 ………………………………………………………………………………91

■ 対　応 ………………………………………………………………………………92

CONTENTS

  case 8 義歯を介して咬合接触を確保した症例············92

すれ違い咬合におけるインプラント治療の効力と限界········98

❶ インプラント固定性補綴············98
 case 1 良好な経過が得られた複合すれ違い咬合症例············99
 case 2 経過不良となった前後すれ違い咬合症例············101

❷ インプラントパーシャルデンチャー（IRPD）············104
 case 3 IRPDで良好な経過が得られた前後すれ違い咬合症例············106
 case 4 IRPD装着後，経過不良となった前後すれ違い咬合症例············109

❸ インプラントパーシャルデンチャーの設計指針············111
インプラントの埋入位置············111
 ■ 遊離端欠損部におけるインプラント埋入条件············112
インプラントパーシャルデンチャーの臨床評価············113
すれ違い咬合におけるインプラント埋入············114
 ■ 前後すれ違い咬合············115
 ■ 左右すれ違い咬合············116
インプラントによる支持配分············117
 ■ インプラント強支持型パーシャルデンチャー············117
 ■ インプラント歯根膜支持型パーシャルデンチャー············117
 ■ インプラント粘膜支持型デンチャー············118
支台歯の適切な前処置············118
 ■ ガイドプレーン············118
 ■ レストシート············119
義歯床外形············119
義歯の強度············121
アタッチメントの選択············123
 ■ デンチャースペース············123
 ■ 維持力············123
 ■ 義歯の動きの許容性············124
アタッチメントの臨床評価············124
 ■ 機能的・力学的評価，メインテナンス，患者満足度············125
 ■ 歯周組織評価············125
アタッチメント使用時の注意点············125
トラブルへの対応············126

■ オーバーデンチャーの破折，人工歯の脱離 ……………………………………… 126
■ インプラント周囲炎，骨吸収 ……………………………………………………… 127
■ アタッチメントの破折，インプラントの脱落 …………………………………… 127
■ アタッチメントのトラブル ………………………………………………………… 128

CHAPTER 5　すれ違い咬合以外のパーシャルデンチャー難症例 ……………… 130

❶ 低位咬合 ……………………………………………………………………………… 130
低位咬合の口腔内所見 ……………………………………………………………… 130
低位咬合を補綴する際の問題点 …………………………………………………… 131
■ 固定性補綴 ………………………………………………………………………… 131
■ 可撤性補綴 ………………………………………………………………………… 131
補綴治療における咬合挙上の考え方 ……………………………………………… 131
咬合挙上の際の留意点 ……………………………………………………………… 131
低位咬合の基本的な処置方針 ……………………………………………………… 132
CLINICAL HINTS　咬合高径の決定 ……………………………………………… 132
case 1　固定性補綴によるオーラルリハビリテーション ………………………… 133
CLINICAL HINTS　咬合挙上量の目安と経過観察期間 ………………………… 137
CLINICAL HINTS　側面頭部 X 線規格写真 ……………………………………… 137
case 2　パーシャルデンチャーによるオーラルリハビリテーション ………… 138
CLINICAL HINTS　治療用義歯による咬合挙上 ………………………………… 140
case 3　オーバーデンチャーによるオーラルリハビリテーション …………… 141
CLINICAL HINTS　形態計測法 …………………………………………………… 144

❷ 審美性が求められる症例 …………………………………………………………… 145
審美性が求められるパーシャルデンチャー難症例 ……………………………… 145
問題点とその対応 …………………………………………………………………… 145
■ 問題点 ……………………………………………………………………………… 145
■ 対　応 ……………………………………………………………………………… 145
case 4　頰舌すれ違い咬合をジルコニアブリッジと金属床義歯で対処した症例 ……… 146
CLINICAL HINTS　審美的観点からの前歯部支台装置の選択 ………………… 151

❸ 顎補綴 ………………………………………………………………………………… 152
case 5　複合すれ違い咬合を伴った上顎欠損症例 ………………………………… 152
case 6　頰粘膜癌切除後の上下顎顎義歯症例 ……………………………………… 154

CONTENTS

CHAPTER 6 | 装着後のトラブルへの対応 …………158

❶ 義歯の回転変位 …………158
変位前に戻した位置でリライン …………160
フレームワークの分割，再接合 …………162
支台装置の切断，レーザー溶接 …………164
コンポジットレジンによる再適合 …………165
オーバーレイ化 …………166

❷ クラスプの破折 …………167
クラスプのレーザー溶接 …………167
クラスプの即日修理 …………168
双子鉤の修理 …………169

❸ その他の修理 …………171
フレームワークの修理 …………171
即時増歯修理 …………172

❹ 義歯のリフォーム …………173
case 1　義歯のリフォームを行った症例 …………173

CHAPTER 7 | パーシャルデンチャー製作へのデジタル技術の応用 …………178

❶ CAD/CAMによるパーシャルデンチャーの製作 …………178
CAD/CAMフレームワーク …………178
デジタルパーシャルデンチャー …………181

❷ 使用中の金属床義歯に合わせたクラウンの製作 …………183
case 1　クラスプに合わせたクラウンをCAD/CAMにより製作した症例 …………184

❸ 義歯のデジタル化 …………186
義歯の破損および紛失への緊急対応 …………186
デジタルデュプリケートデンチャー …………186

文献 …………188
索引 …………191

CHAPTER 1

パーシャルデンチャー
における難症例

CHAPTER 1
パーシャルデンチャーにおける難症例

1 パーシャルデンチャーの難症例は増加する

　わが国の総人口は 2018 年 6 月 1 日現在，1 億 2,650 万 9 千人であり，65 歳以上の高齢者人口は 3,544 万 5 千人で，前年同月に比べ 1.32％増加した[1]．日本の人口は近年横ばいであり，人口減少の局面を迎えている．2060 年には総人口が 9,000 万人を割り込み，高齢化率は 40％に近い水準になると推計されている[2]．一方，2016 年の歯科疾患実態調査[3]によると，20 歯を有する者は 70〜74 歳で 63.4％，75〜79 歳で 56.1％，80〜84 歳で 44.2％，85 歳以上で 25.7％を示し，8020 達成者（80 歳で 20 本以上の歯を有する者）の割合は 51.2％と推計される．

　2012 年 1〜7 月に鶴見大学歯学部附属病院画像検査部においてパノラマ X 線写真の撮影を行った 65 歳以上の高齢患者 1,477 名（男性 494 名，女性 983 名，平均年齢 73.0 ± 6.0 歳）を対象に調査を行ったところ，平均残存歯数は上顎で 9.6 ± 4.4 歯，下顎で 10.6 ± 3.8 歯であり，65〜70 歳の平均残存歯数は上顎で 10.1 歯，下顎で 10.6 歯，85 歳以上になると上顎で 6.8 歯，下顎で 8.9 歯であった[4]．欠損のない患者は上顎で 31.6％，下顎で 30.2％，片側および両側遊離端欠損症例は上顎で 34.9％，下顎では 40.9％を占め，パーシャルデンチャーの対象群が多いことがわかる（図 1-1）．

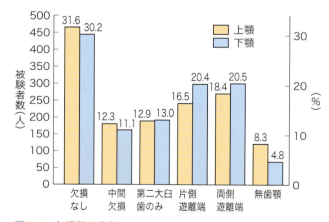

図 1-1　欠損型の分布
グラフ中の数字は，上顎，下顎におけるそれぞれの割合を示す

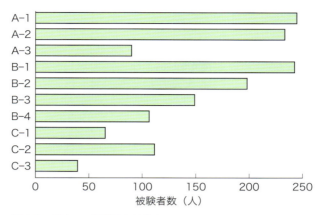

図 1-2　Eichner 分類による分布

　咬合支持でみると，Eichner 分類のグループ A は 38.3％，グループ B は 47.1％，グループ C は 14.6％を示しており，すれ違い咬合を示す C1 は 4.4％であった（図 1-2）．
　この調査から，総じて高齢者の残存歯数は多くなる傾向にあり，観血処置を含む歯科治療やパーシャルデンチャー補綴の増加が今後予想される．また，抜歯の原因として歯周疾患が多いことから，義歯製作時にはすでに顎堤の吸収が大きいことが推測され，高齢化やそれに伴う全身疾患，残存歯の歯周組織の状態など，マイナス要因が多い．難症例の代表であるすれ違い咬合以外にも，ブラキシズムによる残存歯の咬耗やディープバイト症例のように，デンチャースペースが問題になる症例も少なくない．さまざまな要因で対応に窮する難症例では，顎堤と支台歯の被圧変位量の差への対処，義歯の破折防止や咬合の付与など，義歯の設計に伴って解決すべき課題は多い．

2　難症例の病態と特徴

　欠損補綴における難症例とは，「通常の術式や補綴装置の設計を行っても患者満足の得られない症例群」と定義づけられる．特に無歯顎患者は支台となる歯が 1 本もないことから，顎堤吸収が高度な症例では下顎義歯の維持・安定を得ることは困難であり，歯科治療全体の中でも全部床義歯によるリハビリテーションは難度の高い診療の 1 つとして位置づけられている．
　一方，部分欠損の中で少数歯欠損や中間欠損症例は，残存歯に十分な支持，把持，維持を求めることができるので，義歯の安定を確保するための難題は少ない．また，義歯の動揺も離脱と沈下の垂直方向に限定されることから，教科書どおりの補綴術式と義歯設計を行えば，ほとんどの症例で良好な結果が期待できる．では，無歯顎に比較して支台となる歯が存在する部分欠損は治療が容易なのであろうか．もちろん答えは「否」である．
　喪失歯数が増加し，遊離端欠損に進展すると咬合は不安定になり，義歯の横揺れや回転を発現するようになる．また，対咬する上下顎の欠損分布や咬合接触の有無は義歯の安定

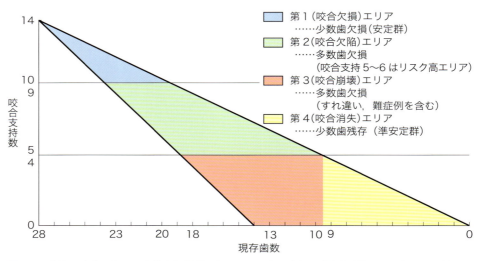

図1-3 宮地の咬合三角は，多様な欠損群の中で，すれ違い咬合を「咬合崩壊レベル」として位置づけた，臨床的に有益な分類法である

性に大きく影響する．特に臼歯部における咬合支持が消失すると義歯は著しく動揺するようになるため，欠損補綴の難易度推定にはEichner分類や宮地の咬合三角[5]が利用されている．特に宮地の咬合三角は，多様な欠損群の中で，すれ違い咬合を「咬合崩壊レベル」として位置づけた，臨床的に有益な分類法である（図1-3）．

　一方，（公社）日本補綴歯科学会では，歯の欠損に伴う口腔内の病態を簡便にスコア化し，症例の難易度を推定できる症型分類を推奨している．症型分類は，①口腔の条件，②身体社会的条件，③口腔関連QOL，④精神医学的条件の4項目から症例を把握するもので，医療面接，視診，触診，研究用模型から判定できる．特に口腔内の条件としては，歯質の欠損状態，歯列の欠損状態，顎堤状態などの補綴治療に必要な診察項目が示されている．部分歯列欠損においては，咬合三角，欠損様式，補綴空隙，残存歯列，欠損部顎堤の5軸で判断するとともに，合計点数により全体の難易度が示唆される（表1-1）[6]．各項目の重みづけに関してはさらに検討の余地が残されているかもしれないが，症例の難易度を事前に把握するうえできわめて有効なスコアシートであり，義歯治療においてはできるだけ活用することが望まれる．

　いずれにしても，欠損が大きくなると咬合支持の喪失から，

①咬合の不安定
②義歯の動揺
③義歯の破折
④補綴空隙の不足
⑤咬合平面の乱れ
⑥異常習癖

などの特有の病態が発現する．

1章 パーシャルデンチャーにおける難症例

表 1-1 （公社）日本補綴歯科学会が推奨する，簡便なスコア化により症例の難易度を推定できる症型分類 部分歯列欠損の評価用紙

評価項目		点数		内容					点
残存歯歯式				87654321 12345678		残存歯数 上 16本			
				87654321 12345678		下 16 〃			
1. 咬合三角 （宮地分類に準ずる）		40	☐	area A；支持数 10〜，欠損 1〜8歯					/40
		25	☐	B； 〃 9〜5， 〃 5〜18					
		15	☐	C； 〃 4〜0， 〃 19〜28（10歯以下残存，少数残存）					
		5	☐	D； 〃 4〜0， 〃 10〜17（顆すれ違い咬合）					
2. 欠損様式 （遊離端：小臼歯， 前方遊離端：犬歯 の残存状況を基準）	上顎 ☐	20	☐	片側中間欠損（〜2歯）		下顎 ☐	☐		/20
		15	☐	遊離端（全小臼歯残），前方（両犬歯残），片側中間（3歯〜）			☐		
		8	☐	〃 （一部小臼歯）， 〃（片側犬歯），複合欠損			☐		
		2	☐	〃 （小臼歯無）， 〃（犬歯無）			☐		
3. 補綴空隙 ・垂直方向 （人工歯，ダミーのスペース）		10	☐	人工歯，ポンティック排列十分可（8 mm〜）					
		7	☐	〃 削合で基質が露出（4〜8 mm）					
		4	☐	〃 排列不可（2〜4 mm）					
		1	☐	顎堤に咬合接触，メタルのみ被覆可（〜2 mm）					
・水平方向（被蓋）		10	☐	正常被蓋					/10
		7	☐	軽度の反対咬合，交叉咬合，鋏状咬合，過蓋咬合					
		4	☐	重度の 〃					
		1	☐	上下顎の discrepancy 顕著（排列不可）					
4. 残存歯列，周囲組織の状況 （口腔全体）		level Ⅰ 20		level Ⅱ 14		level Ⅲ 8		level Ⅳ 2	
・歯列不正，位置異常		☐ 無，軽度		☐ 中等度				☐ 重度	
・う蝕罹患傾向		☐ 低		☐ 中等度		☐ 高			/20
・歯周疾患		☐ 良好，軽度		☐ 中等度				☐ 重度	
5. 欠損部顎堤形状		10		7		4		1	
・欠損部顎堤形態，骨隆起		☐ 良好		☐ 中程度		☐ 顕著な骨隆起有		☐ 不良（少数歯残存）	
・粘膜性状		☐ 良好		☐ 普通		☐ 不良			/10
・異常習癖，舌位異常		☐ 無				☐ 有			
									/100

　たとえば，上顎が無歯顎で下顎前歯のみが残存する**コンビネーションシンドロームでは，特徴的な突き上げ現象が生じる**ため，上顎顎堤にフラビーガムを惹起し，義歯の維持・安定不良に帰結する．また**遊離端欠損では義歯の垂直的沈下，離脱だけでなく，垂直遠心回転（ピッチング），頬舌回転（ローリング），水平遠心回転（ヨーイング）といった回転運動を助長する**ことから，義歯の動揺は中間欠損に比較して飛躍的に大きくなる（**図1-4**）．

　義歯の動揺を抑制できなければ，顎堤吸収を促進し，義歯床の不適合に結びつく．その結果，義歯の動揺はますます増大し，支台歯の喪失や義歯の破折を誘発することになる．これらは一連の輪のように密接につながっており，欠損の拡大に伴って進展していき，部分欠損歯列における難症例の病態に合致するとともに，咬合崩壊への誘導路となっている．

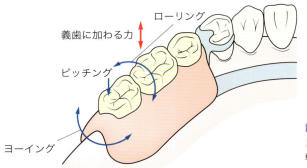

図1-4 遊離端欠損では義歯の垂直的沈下，離脱だけでなく，垂直遠心回転（ピッチング），頬舌回転（ローリング），水平遠心回転（ヨーイング）といった回転運動が発現する

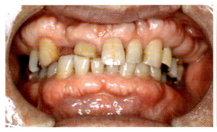 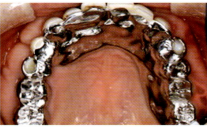 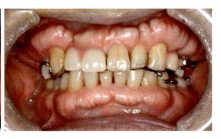

図1-5 義歯のたわみや破折，人工歯の咬耗を抑制可能な金属リテーナー義歯

　加えて，機能異常が認められる症例群には注意が必要である．すなわち，過大な咬合力，悪習癖やブラキシズムといったパラファンクションが認められる患者は，通常の義歯設計を行っただけでは，義歯のたわみや破折，人工歯の咬耗を抑制することができないことから，後述するリテーナー義歯や金属構造義歯といった新しい発想の欠損補綴が必要になる（図1-5）．

3 「すれ違い咬合」の病態と特徴

　咬合支持が完全に喪失すると口腔内にはどのような病態が生じるのであろうか．すれ違い咬合は無歯顎同様に下顎の定位置が消失しているため，顎位の決定はすべて術者に委ねられることになる（図1-6）．咬合接触や下顎位の喪失は，残存諸組織や顎関節に以下に示すような変化を惹起するため，義歯の設計，製作にも特別な配慮が必要になる．

①下顎位の不安定
②習慣性の顎位の変化
③咬合高径の低下
④顎堤の異常吸収
⑤対合歯の挺出
⑥咬合平面の傾斜

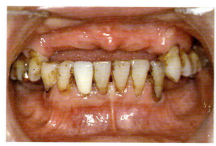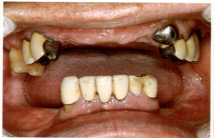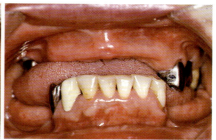

図1-6 すれ違い咬合は無歯顎同様に下顎の定位置がないため，顎位の決定はすべて術者に委ねられる

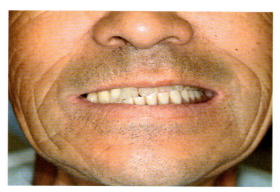

図1-7 対合歯の挺出および残存歯と対咬する顎堤の異常吸収により，咬合平面は大きく傾斜する

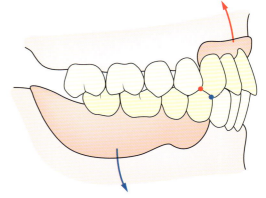

図1-8 前後すれ違い咬合の回転変位

　すれ違い咬合では咬合高径の低下や下顎位の不安定に加え，残存歯同士が咬合接触しようとするため下顎が偏位しやすくなる．また対合歯の挺出および残存歯と対咬する顎堤の異常吸収により，咬合平面は大きく傾斜する（図1-7）．症例によっては，理想的な咬合平面となるよう無理して修正するよりも，傾斜した咬合平面を容認しながら欠損補綴が行われている．しかし，病態が顕著になると，咬合平面の修正や必要なクリアランスを確保するために大がかりな前処置が必要になる．すなわち，挺出した歯冠の削合や便宜抜髄だけでなく，咬合挙上や金属床義歯の適用が要求される．最終的には歯冠部が削除され，オーバーレイタイプの義歯に移行することも多い．
　一方，義歯装着後の問題点としては，

①義歯の回転変位
②義歯の不適合と維持力の低下
③欠損側隣接歯の動揺と抜歯
④顎堤の異常吸収
⑤義歯の変形，破損
⑥下顎位の変化

などがあげられる．

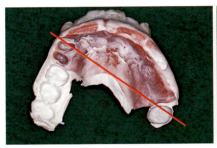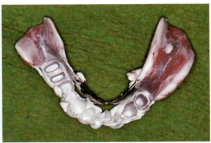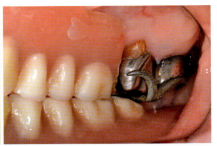

図 1-9　すれ違い咬合では義歯の回転変位がきわめて短期間に，しかも高度に発現する．その結果，早期に疼痛や褥瘡性潰瘍，義歯床や可撤性支台装置の不適合や破損，維持力不足による義歯の離脱，顎堤吸収，支台歯の喪失，義歯の変形，破折を惹起する

　中でも最も根源的で重大な問題は，装着後の**義歯の回転変位**であろう（図 1-8）．前後すれ違い咬合では矢状面的，左右すれ違い咬合では前頭面的な回転変位が，支台歯間線を軸として発現する．もちろん，片顎のみの遊離端欠損であっても少しずつ義歯の回転変位は認められるが，**すれ違い咬合ではそれがきわめて短期間に，しかも高度に発現**する．その結果，早期に疼痛や褥瘡性潰瘍，義歯床や可撤性支台装置の不適合や破損，維持力不足による義歯の離脱，顎堤吸収，支台歯の喪失，義歯の変形，破折を惹起する（図 1-9）．

　たとえパーシャルデンチャーの設計原則を厳密に遵守しても，すれ違い咬合における義歯の回転変位を完全に抑止することはきわめて困難と考えられている．実際の臨床では，すれ違い咬合の回転防止策として，通常よりも多くのクラスプが残存歯に設置されることが多い．しかし，義歯の離脱や回転を，力の作用点から離れた支台歯により抑制することは難しく，必ずといっていいほどクラスプの浮き上がりが認められる．すなわち，どれほどすれ違い咬合の対策を実施しても，短期間で発現する義歯の動揺から患者満足は得られにくく，たとえ一時的に患者の不満がなくなったとしても，良好な状態は長期間継続せず，前述の義歯や残存組織の諸問題が再発することになる．

　さらに，すれ違い咬合に至った理由を探れば，カリエスや歯周疾患，歯根破折やブリッジの脱落による咬合支持歯の欠損が直接原因となるが，その背後には悪習癖やブラキシズムなどが潜んでいる場合も多い．そうした**潜在因子を除去できなければ，どれほど優れた補綴が行われたとしても咬合崩壊に歯止めをかけることはできない**．また残存歯には顎堤粘膜が対咬するため，歯根膜反射を利用した咀嚼のコントロールは難しく，咀嚼時に過大な咬合力が発現することになる．

　いずれにしても，すれ違い咬合の補綴治療において特筆される問題点は，**術前は著しく病態が悪化した残存歯，顎堤，崩壊した咬合への対処**であり，**術中は咬合挙上を含む顎位の修正と再構築**があげられ，**術後は義歯の回転変位への対応**が余儀なくされることにある．

2

CHAPTER 2

パーシャルデンチャー
難症例の基本的考え方と
臨床術式

CHAPTER 2
パーシャルデンチャー難症例の基本的考え方と臨床術式

1 義歯の動きと設計指針

● パーシャルデンチャーに加わる力への対応

■パーシャルデンチャーの支持様式

　パーシャルデンチャーは支持様式によって歯根膜支持義歯と歯根膜粘膜支持義歯に分けられる．歯根膜支持義歯は，義歯の両端に支台装置を設計できるため，機能時の義歯の動揺を制御しやすく，力の方向を垂直的に規定しやすい．しかしこの直接支台装置には確実な維持力が必要であり，十分なアンダーカット量がとれない場合には適応症とはいえない．多くのパーシャルデンチャーは歯根膜粘膜支持義歯であり，粘膜支持の比率が大きくなればなるほど，支台歯に期待できる支持能力は小さくなる．このため，義歯に加わる力を制御し，支台歯への負担過重とならないような配慮が必要となる．

■遊離端義歯の動き

　義歯に加わる垂直的な力には，義歯を沈下させる咬合力と，義歯を浮き上がらせる離脱力とがある．さらに水平的に義歯を動揺させる力が加わり，頰舌回転，水平遠心回転，垂直遠心回転などの動きを生じる．遊離端欠損に直接支台装置を設置した場合，顎堤粘膜上に義歯床のみが設置されていた際に生じる垂直移動・近遠心移動・頰舌運動はより複雑化し，支台装置を支点とした垂直遠心回転（ピッチング）・頰舌回転（ローリング）・水平遠心回転（ヨーイング）のような回転運動が加わるようになる（図 2-1-1，2；☞ p.5，6）．
　これらの複合的な義歯の動きを，口腔内組織，残存歯，顎堤を利用して最小にすることが，パーシャルデンチャー製作時の鍵となる．

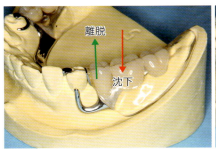
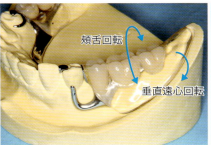
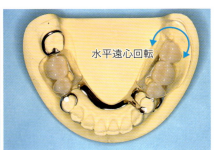

図 2-1-1　遊離端義歯の動き

■義歯に加わる力の制御と設計のポイント（図2-1-2）

①支持：抗沈下（咬合圧の負担にかかわる要素）

　義歯のレスト・義歯床がこれを担う．またクラスプの鉤肩，コーピング，根面アタッチメントなども支持機能を有する．

②把持：水平的安定（義歯の水平的な回転・推進に抗する要素）

　隣接面板，クラスプの把持腕，大連結子と残存歯の連続接触（リンガルプレートなど），義歯床翼などが把持機能を有する．

③維持：抗離脱（義歯の浮き上がりを抑制する要素）

　主にクラスプの下腕・鉤尖，アタッチメント，義歯床の吸着などが維持機能を有する．

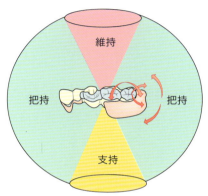

図2-1-2　支持と維持は限定された垂直方向への移動を抑制する機能であるが，把持はそれ以外の回転を含んだあらゆる方向への移動を防止する機能である

■設計手順

①残存歯と顎堤による支持を検討する→歯根膜支持，歯根膜粘膜支持

②把持要素を付与する→ガイドプレーンと小連結子

③支台装置の維持を考える→維持要素

　一般的な支台歯・支台装置の選択としては，

①まず直接支台装置を設置する支台歯を選択する

・欠損部に隣接する歯を選択する．
・欠損部に隣接する歯の負担能力が小さいときは，その隣の歯を追加する．
・歯冠形態・位置が正常で萌出も十分，歯周組織が正常で動揺がない歯を選択する．
・歯根の長さや太さが十分で，支持能力が大きい歯が望ましい．

②間接支台装置を追加する

・直接支台装置を設置する支台歯の支持能力を考慮する．
・支台歯間線を考慮する（☞p.16）．

　理想的なアンダーカットや形態，条件を満たす支台歯は現実的にはそれほど多くはない．1～3歯の中間欠損は支台歯に確実な維持が必要となるが，歯根膜粘膜支持義歯では支持・把持が十分得られていれば，維持力は最小限でも問題ない．**すれ違い咬合などの咬合が不安定な症例では特に支持と把持に重点を置いた設計**が必要である．

すれ違い咬合における義歯の動き[1]と設計のポイント（☞第3章）

◎**前後すれ違い咬合**
・上顎義歯はできるだけ強固に製作する．
・下顎の突き上げによる上顎義歯の回転変位には，支台歯の**近遠心的な把持力**が有効．
・下顎義歯は上顎前歯部への突き上げと遊離端部の沈下を阻止するように，**強支持型**の設計とする．

◎**左右すれ違い咬合**
・回転沈下・回転離脱が起こりやすい．このため最大限の歯根膜支持と粘膜支持を図る．
・上顎義歯の前頭面回転に対抗するためには，支台装置の**頬舌的な把持力**と**維持力**が重要．

◎**複合すれ違い咬合**
・上下顎の義歯が同一平面で相互回転するのとは異なり，別々の方向に回転変位する．
・残存歯の配置で，前後すれ違い咬合の傾向を示すか，左右すれ違い咬合の傾向を示すかが決まる．その割合に応じて設計を検討する．

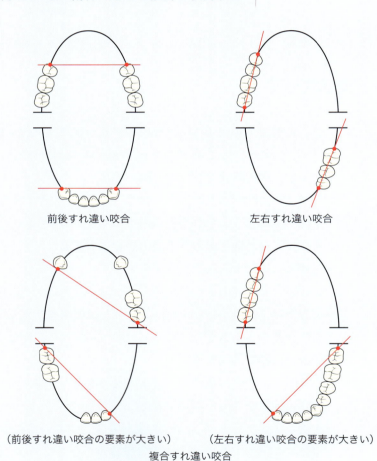

図 2-1-3　主なすれ違い咬合の回転軸

2章 パーシャルデンチャー難症例の基本的考え方と臨床術式

　これらに留意しても，すれ違い咬合症例では義歯の矢状面回転や前頭面回転を抑制することは難しい．義歯装着後も早期の顎堤吸収，義歯の破折や，後方の臼歯に設置したクラスプの適合不良などのトラブルが生じる．通常のクラスプ義歯やレジン床義歯では対応が困難なことが多く，**①支台装置に連続的にキャップクラスプを設計する，②コーピングやスタッドアタッチメントの利用，③金属床義歯による対応**などが必要となる．また残存歯に対咬する部位にインプラントを埋入できれば，すれ違い咬合における回転変位防止の有力な解決策となる．

● 確実な支持・把持・維持を得るための前処置

　補綴的前処置には，残存歯に対しては支台歯の固定や咬合平面の修正，咬合調整などが，粘膜に対しては粘膜調整や治療用義歯の装着などがあげられる．支台歯への前処置としては，ガイドプレーンおよびレストシートの形成，歯冠豊隆（サベイライン）の修正，ディンプルの形成が含まれる．特に高精度なガイドプレーンの形成が求められる．

■ガイドプレーンおよびレストシートの形成

　ガイドプレーンは義歯の着脱方向に一致した面を形成するために，あらかじめ研究用模型に仮設計を行って着脱方向を決定しておく．ガイドプレーンの形成は，義歯の着脱方向を規制することによって，支台歯に加わる側方力を軽減するとともに，把持・維持機能が向上することにより義歯の安定に寄与する．ガイドプレーンは基本的には隣接面の咬合面側1/2〜2/3の範囲に，着脱方向に平行もしくは5°以内のテーパーで曲面状に形成する．厳密な形成を必要とする場合には，プレパレーションガイドを利用する（図 2-1-4）．

　レストシートはガイドプレーン形成後に，レストの厚みを約 1.0〜1.5 mm に，幅は小臼歯で約 2.0〜3.0 mm，大臼歯で約 2.5〜3.5 mm を確保できるように，対合歯との咬合関係を確認しながら形成する．レストからクラスプの上腕への移行は，なるべくスムーズに，かつブロックアウト量が少ないほうがよい．このため，歯冠豊隆（サベイライン）の修正を行うことがある．

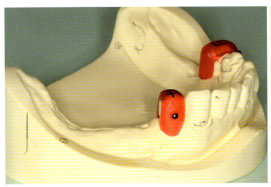 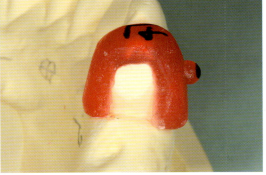

図 2-1-4　ガイドプレーン形成のためのプレパレーションガイド

前装冠や陶材焼付冠のレストシートはメタルにすることが望ましいが（図2-1-5），最近ではジルコニアでもサベイドクラウンの製作は可能で，この場合はレストシートも歯冠色とすることができる．前歯部の基底結節に確実なレストの機能をもたせることは形態上の制約から難しいため，シンギュラムレスト（図2-1-6）を設置して確実な支持機能を得るとよい．

　また，すれ違いの関係にある上下顎残存歯の距離が近い「近接すれ違い咬合」の場合，レストの設置により義歯の回転変位を抑制できる可能性が高い．上下顎の近接している残存歯にレストやキャップクラスプなどを設置し，互いに延長された金属同士で咬合させることですれ違いの関係が解消される（図2-1-7）．

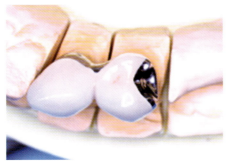

図2-1-5　陶材焼付冠に付与されたレストシート

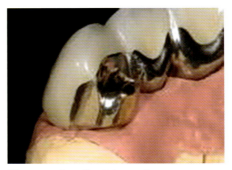

図2-1-6　シンギュラムレスト

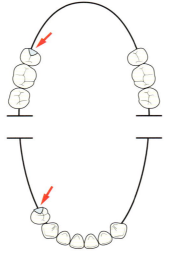

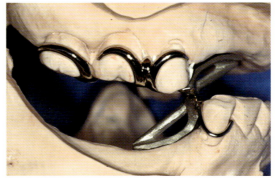

図2-1-7　近接すれ違い咬合のレストの役割．近接している 5| に近心レスト，|4 に遠心レストを設置し，これを咬合させることによってすれ違い咬合が抑制できる

■支台歯の歯冠修復（サベイドクラウン）

あらかじめ支台歯になることが決まっている歯に歯冠修復を行う際には，支台歯形成前に義歯の設計を決定し，ワックスアップ時にレストシートやガイドプレーンを付与し（図2-1-8），着脱方向に合わせた適切なアンダーカット量を鉤尖部に付与する．また，設計する支台装置に合わせた歯冠形態のワックスアップを行う．支台歯形成時や支台築造時にも，レストシートの厚み分を想定して形成することが必要となる．

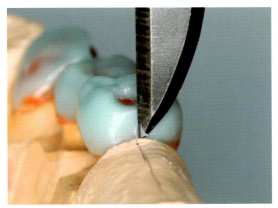

図2-1-8　ワックスアップ時にガイドプレーンを付与する

CLINICAL HINTS

連結強度

遊離端義歯において，義歯と支台歯との間に設定した支台装置連結部分の非可動性を連結強度という．支台歯と支台装置間の連結強度は咬合力の配分や義歯床の動揺に大きな影響を与え，連結強度を大きくすると義歯床の動揺は小さくなる．

連結強度が小さければ粘膜支持が主となり，大きければ歯根膜支持が主となる．臨床的には，レストのないワイヤークラスプやノンメタルクラスプデンチャーが連結強度の小さい義歯，コーヌステレスコープが大きい義歯の代表といえる．

連結強度を大きくするには，支台歯の歯軸方向に形成したガイドプレーンと隣接面板の接触関係を，欠損側だけでなく舌側など多数箇所に設置すると有効である．

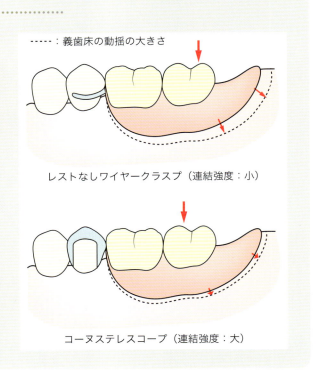

レストなしワイヤークラスプ（連結強度：小）

コーヌステレスコープ（連結強度：大）

CLINICAL HINTS

支台歯間線を考慮した設計

　支台歯間線（fulcrum line）とは支台歯上に設置されたレスト同士を結んだ仮想線のことで，特に遊離端義歯においてはこの仮想線を回転軸として義歯の回転が生じる．支台歯数を増加させて支台歯間線をバランスよく配置し，多角形化することは，義歯の安定を向上させると同時に支台歯の負担軽減につながるため，パーシャルデンチャーの設計時の基本となる．

①基本的な支台歯間線による義歯の動き

　支台歯間線を中心線として遊離端部が浮上する側と沈下する側に分かれる．遊離端部の浮上に抵抗するのは，浮上側の支台装置の維持腕と沈下側のレスト，リンガルプレートなどの歯面に接触する連結子，スパー，フックなどである（図a）．遊離端部の沈下に抵抗するのは，浮上側の支台装置の維持腕である（図b）．

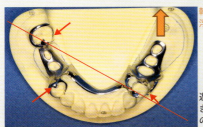

図a　遊離端部の浮上（離脱）　　　図b　遊離端部の沈下

②同じ欠損型でも設計によって支台歯間線は異なる

　基本的に支台歯間線で囲まれた部分は三角形より方形のほうが義歯の安定には有利になる．また，支台歯間線で囲まれた面積は広いほうが義歯は安定する（図c）．

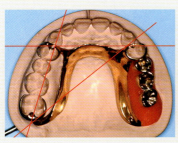
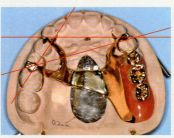

図c　設計による義歯の安定および装着感・発音の違い．左の設計のほうが義歯の安定には有利だが，装着感や発音に関しては右が優れている

③左右すれ違い咬合では支台歯間線により多角形化できないことが多い

　支台歯間線が1軸となるため，義歯の回転を阻止することが難しく，義歯の安定が得られにくい．このため残存歯をできるだけ多く支台歯に取り込み，頰舌側に維持を求め，加えて義歯床を拡大し粘膜支持の強化を考えた設計にする必要がある（図d）．

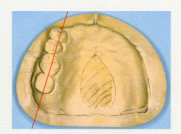

図d　左右すれ違い咬合の支台歯間線

④大連結子は義歯の回転に抵抗するものとしないものがある

　リンガルプレートは，連続的に残存歯に接触していることで間接支台装置の機能を有し，回転に抵抗する（図e）．リンガルバーはカリエスや歯周病には有利だが，義歯床と義歯床，または義歯床と間接支台装置を連結する機能しか有していない．

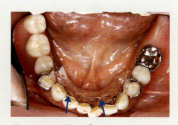

図e　リンガルプレート

case 1 …… レストによる咬合関係の改善

患　者：58歳，女性
主　訴：咀嚼障害
残存歯：

7		4321	123		7
7654321			1234567

歯科的既往歴：患者はディープバイトで下顎前歯部が上顎前歯部の口蓋側歯頸部に咬み込んでいる（図2-1-9）．しかし，口腔内環境の変化には消極的で，咬合挙上を行わずに義歯を製作することを希望した．このため，2001年よりレジン床義歯を何度か製作したが，デンチャースペースの不足もあって破折を繰り返した（図2-1-10）．

対　応：最小限の咬合挙上を提案し，同意が得られたため，上顎にコバルトクロム合金を用いた金属床義歯を製作した（図2-1-11）．咬合挙上は臼歯部の咬合面レストおよび 3|3 の舌面レストで行った．7|7 の維持は頬側腕で得ている．レストの目的には義歯の沈下・横揺れの防止，食片圧入の防止などがあるが，間接的な支台装置として義歯の維持・安定や咬合関係の改善にも寄与している．咬合面レストや切縁レストは，咬合挙上が必要な難症例における有効な義歯構成要素となる．

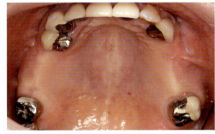
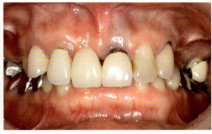

図2-1-9　初診時口腔内所見

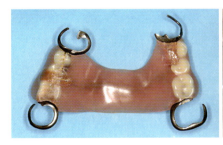
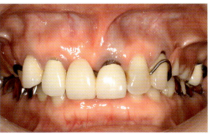

図2-1-10　旧義歯．ディープバイトでデンチャースペースも不足しているため，義歯には床やクラスプ破折の修理の痕跡がみられる

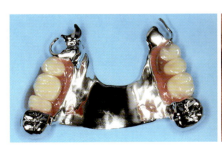
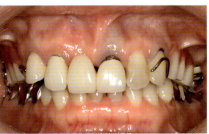

図2-1-11　製作した金属床義歯および義歯装着時口腔内．咬合面レストは支持機能の向上のみならず咬合関係の改善を図ることも可能である．咬合挙上により犬歯の咬合関係が失われるのは望ましくないため，基底結節を覆うようにレストを設置し，対合歯と咬合させた

case 2 …… 歯根膜支持と粘膜支持をできるだけ増強する

患　者：83歳，女性
主　訴：咀嚼障害および咀嚼時痛
残存歯：7　43　｜
　　　　　　　321｜12345
歯科的既往歴：患者は複合すれ違い咬合で，義歯の疼痛のため他院より紹介されてきた（図 2-1-12）．2年前に義歯を製作したが，上顎前歯部および下顎右側顎堤の疼痛が消退せず，義歯が使用できなかった．下顎義歯床基底面はかなり削られており，クラスプが脱離している（図 2-1-13）．疼痛を訴えるたびに基底面を削合したため，クラスプが外れたという．装着されていた上下顎のレジン床義歯は主に屈曲レストが設置されており，支持不足と思われた．

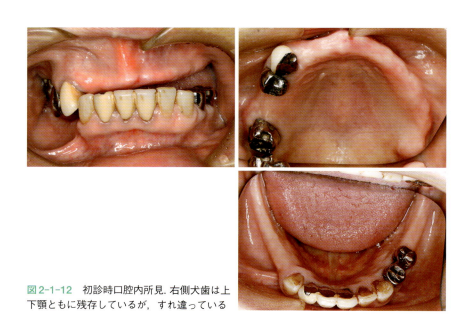

図 2-1-12　初診時口腔内所見．右側犬歯は上下顎ともに残存しているが，すれ違っている

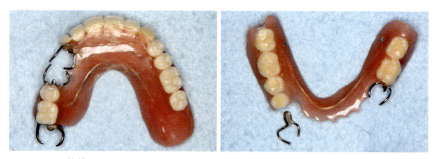

図 2-1-13　装着されていた上下顎のレジン床義歯．歯根膜支持および粘膜支持ともに不足と思われる

対　応：複合すれ違い咬合でも本症例は左右すれ違い咬合の傾向が大きく，機能力のバランスが不均衡なために疼痛が生じやすく，咬合平面が傾斜するなどの特徴を有していた（図 2-1-14）．疼痛に対する処置としては，リリーフだけでは限界がある．本症例の場合，まず脱離したクラスプをエーカースクラスプに変更し，床の拡大やリラインを行った後，新義歯製作を行った（図 2-1-15〜17）．

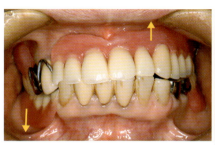
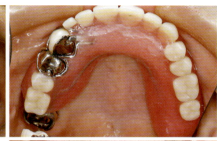
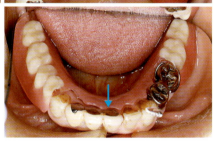

図 2-1-14　義歯装着時．咬合平面が傾斜しており，下顎舌側義歯床の床縁は残存歯の歯肉縁に設定されている．金属床義歯，レジン床義歯にかかわらず，義歯の構成要素を残存歯の歯肉縁に設定してはならない

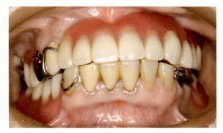

図 2-1-15　新義歯装着時

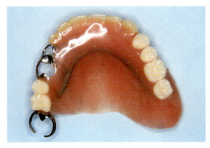
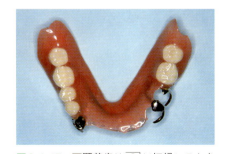

図 2-1-16　上顎義歯は義歯床面積を増大させることにより，粘膜支持を向上させ，43|には近遠心レストを設計した．また前歯部は被蓋を付与し，突き上げを小さくする排列とした

図 2-1-17　下顎義歯は|3|に切縁レストを設計して歯根膜支持を向上させた．前歯部基底結節上に床を載せ，少しでも間接支台装置としての機能を期待することとした

2 印象採得

● パーシャルデンチャーの印象採得の考え方

　粘膜の被圧変位量は約200〜300μm, 歯根膜の被圧変位量は約30μm程度といわれており, この被圧変位量の差を小さくすることが支台歯の負担軽減につながる. また, 顎堤粘膜も部分的に被圧変位量が異なるため, 選択的に加圧する必要がある. この支台歯と欠損部顎堤との咬合圧負担の均等化を図るための印象法として, 以下の方法がある.

● 個人トレーを用いる方法

　個人トレーを用いて, 辺縁形成用コンパウンド印象材で筋圧形成を行い, 解剖学的印象と加圧印象を同時に採得する (図2-2-1).

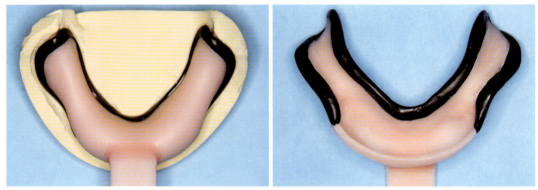

図2-2-1　個人トレー. 顎堤粘膜にはスペーサーを置かずにトレーレジンを圧接するため, 印象時に顎堤粘膜は加圧される

● 咬合印象

　咬合床またはろう義歯をトレーとして用いて, 咬合圧が加えられたときの義歯床下粘膜の形態を記録する.
　パーシャルデンチャーの追加修理やリフォーム時の取り込み印象は咬合圧下で行うことが望ましい. このため個人トレーを工夫して咬合印象を行うとよい (図2-2-2〜4).

2章 パーシャルデンチャー難症例の基本的考え方と臨床術式

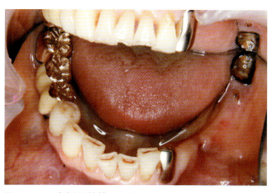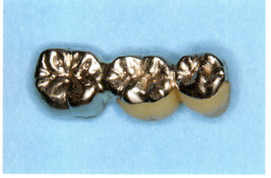

図 2-2-2　左側に装着されていたコーヌステレスコープと右側の金属床義歯をリンガルプレートで連結する義歯修理を行う．症例は 1980 年出版の『図説デンチャーの臨床―症例と経過』（尾花甚一編，医歯薬出版）の「コーヌステレスコープ・下顎中間義歯への応用」に掲載されている．今回の修理部位は 1979 年に 345678 で装着されたコーヌステレスコープであり，右側のコーヌステレスコープ義歯（写真・右）はその 10 年後に装着されたものである

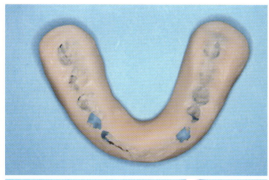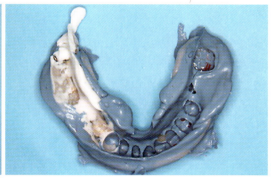

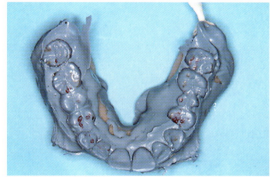

図 2-2-3　義歯が浮き上がらず，機能時の状態で取り込み印象を行うためには，咬合圧下での印象採得が必要である．対合歯と咬合している箇所だけをくり抜いた個人トレー．咬合圧下での左右側義歯の取り込み印象と対合歯の印象を同時に採得した

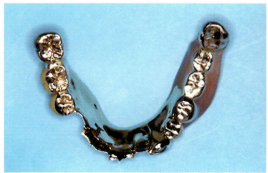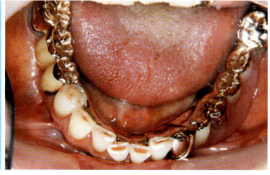

図 2-2-4　リフォーム義歯と義歯装着時．30 年使用したコーヌステレスコープをそのまま使用しながら，リンガルプレートを設計したことで生体追従性も得られた

21

オルタードキャストテクニック

残存歯と粘膜の被圧変位量の差を考慮した印象法で，印象採得時には咬合させて機能圧を加える（図 2-2-5）．先にフレームワークを製作するため，残存歯により咬頭嵌合位が決まっている下顎遊離端義歯が適応症である．

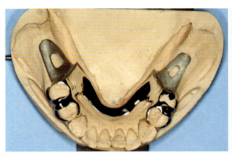
①フレームワークの製作

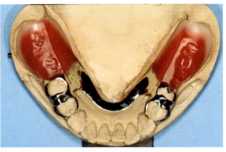
②フレームワークに咬合床を付与する

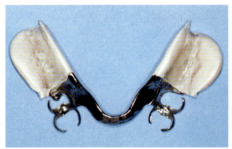
③欠損部顎堤の咬合印象（機能印象）

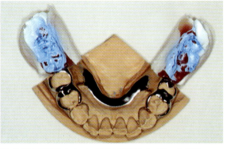
④作業用模型から欠損部顎堤を切断，分離し，フレームワークを模型に戻す

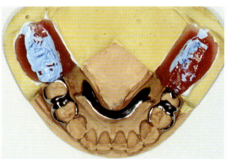
⑤模型の改造後，咬合器に装着する

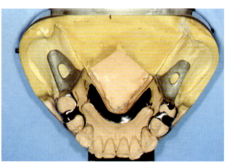
⑥改造後の作作業用模型

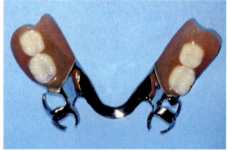
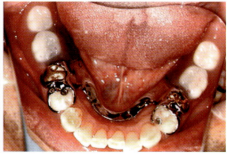
⑦完成義歯と口腔内装着所見

図 2-2-5 オルタードキャストテクニックの手順

複製義歯を用いる印象法

　　咬合関係や床縁形態を修正した使用中の義歯から複製義歯を製作し，または複製義歯を製作したうえで形態修正を行い，咬合圧下で印象採得を行う．複製義歯による印象採得は咬合採得も同時に行うことが可能なため，義歯製作に要する来院回数を少なくできる（図2-2-6）．複製義歯を治療用義歯として用いる場合や，動的印象を行う場合は，複製義歯を2色（人工歯部分はアイボリー，床はピンク）で製作する．ただし，パーシャルデンチャーでは複製義歯の製作は難しい．

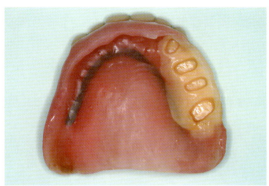
①義歯調整が終了した使用中の義歯

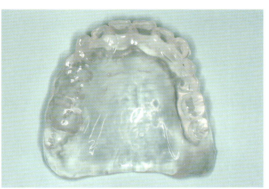
②完成した複製義歯．今回は印象用のためクリアレジンを用いた

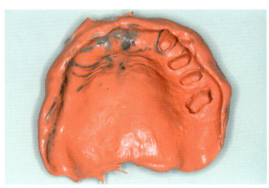
③複製義歯を用いた印象採得．咬合圧下での印象採得と咬合採得が同時に行える．また，ろう義歯試適も省略できる

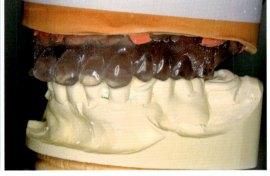
④印象材に超硬石膏を注入し，硬化後に咬合器に装着する

図2-2-6　複製義歯による手順

機能的咬合印象法（FBIテクニック）

機能的咬合印象法（Functional Bite Impression technique）とは，阿部ら[2]が開発した印象法であり，対合歯の機能的運動路（FGP）と咬合印象，咬合採得を一塊として採得する方法である．この術式は，咬合印象を主体とするため高い精度が得られるとともに，対合歯の機能的運動路を記録することで補綴装置に術者の意図した咬合を付与することが可能となる．製作された補綴装置はほぼ無調整で装着が可能であり，術式の開発者を中心に臨床応用されてきた．Shimizuら[3]は，平均値咬合器や半調節性咬合器を使用した従来の印象採得方法と比較して，FBIテクニックでは術者の意図する咬合の高さとガイドを付与したクラウンおよびパーシャルデンチャーの製作が可能であると報告している．

すれ違い咬合症例をはじめとした難症例に対しては，適切な咬合接触や咬合平衡を付与する必要があり，本法の適応が有効である．以下に術式を示す（図2-2-7）．

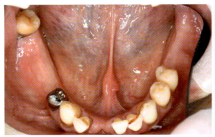
①術前の口腔内写真．下顎ケネディーⅡ級2類

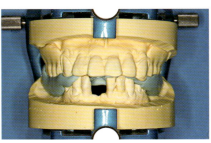
②簡易咬合採得を行い，研究用模型をプラスターレス咬合器に装着する

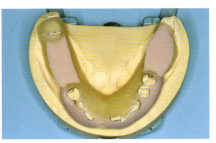
③残存歯の咬合接触部位を開放し，トレー用レジンを圧接する

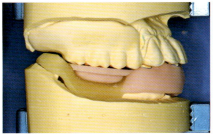
④欠損部にFGPテーブルを付与する

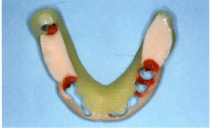
⑤口腔内に試適して咬合干渉する部位を調整後，レスト部にパターンレジンを付与して咬合させる

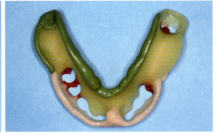
⑥トレーの安定が得られた後，コンパウンドによる辺縁形成を行う

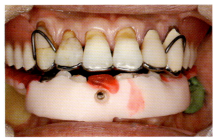
⑦FGPテーブルにパターンレジンを付与して，患者に下顎の偏心運動を行わせる

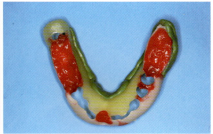
⑧採得された機能的運動路

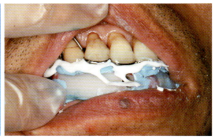
⑨シリコーンゴム印象材により咬合印象を行う

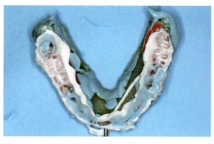
⑩同時に解剖学的対合歯形態も採得する

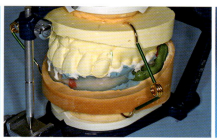
⑪印象材への石膏注入後，模型から印象材を撤去せずにそのまま咬合器装着を行う

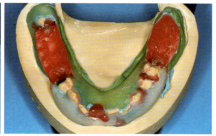
⑫咬合器装着後，解剖学的対合歯形態を採得した印象材のみ撤去し，FGP面に石膏を注入する

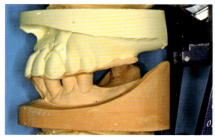
⑬石膏で再現された機能的運動路

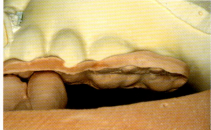
⑭機能的運動路に合わせて人工歯排列やフレームワークを製作する

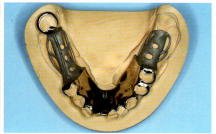
⑮完成したフレームワーク

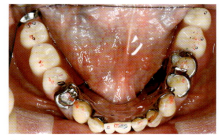
⑯無調整で装着された最終義歯

図 2-2-7　FBIテクニックの手順

CLINICAL HINTS

金属床義歯の使用金属

	コバルトクロム合金床	チタン床	白金加金床
厚みを薄く，バーなどを細く製作可能	◎	△	○
耐摩耗性	◎	△	○
熱の伝導性が高い（冷たく，熱く）	◎	△	◎
軽量	○	◎	×
適合性がよい	○	○	◎
金属アレルギーの症例に使用可能	×	◎	△
修理が可能（レーザー溶接修理）	○	◎	○
修理が可能（ろう着修理）	△	×	○
コーヌステレスコープに使用可能	×	○	◎
耐変色性	◎	×	○
価格	○	△	×

ピエゾグラフィー

　高度な吸収を伴う顎堤や顎欠損症例は辺縁封鎖による吸着が得られにくく，義歯が脱離しやすい．特に下顎に関しては可動範囲の広い舌と密接な関係があるため，その影響はより大きいものとなる．ニュートラルゾーンとよばれる口腔周囲筋の圧が中立となる**デンチャースペース**を記録することにより，発音・嚥下・咀嚼機能を阻害せずに舌圧や頬圧にて義歯の維持，安定を獲得することができる．

　その記録方法としては口腔筋活動を利用するフレンジテクニックが知られているが，記録に使用されるソフトワックスは取り扱いが繊細であるだけでなく，操作が煩雑であることから，熟練した技術を必要とする．一方，ピエゾグラフィーは患者の発音時の口腔運動を利用するため再現性が高いことや，シリコーンゴム印象材や軟質裏装材など一般臨床にて使用頻度の高い材料を使用することなどから，適用しやすい方法であるといえる．"Piezo"とは彫刻や圧，"Graphy"とは記録を意味する造語である[4]．

■機能時のデンチャースペースの変化

　咀嚼の口腔期，咽頭期，そして嚥下ではデンチャースペースに対し垂直的な力が優位になる．一方，発音時には咬合することなく，舌・頬圧の水平的な力が優位となる（図 2-2-8〜10）．下顎義歯の安定性に為害作用を及ぼすのは水平的な力であり，発音は自然な動作の中で水平的な力を再現するのに適している．

■ピエゾグラフィーで利用される発音

　前歯部の舌側と臼歯部の頬・舌側に選択的に加圧される発音を利用する．各発音の母音を強調するように発音させ，口腔外より口腔周囲筋の緊張を確認する（表 2-2-1，図 2-2-11，12）．

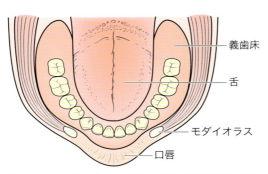

図 2-2-8　咬合，咀嚼，嚥下，会話，開閉口時に口腔内外周囲筋より圧が発生する

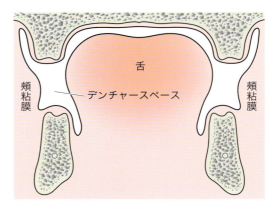

図 2-2-9　デンチャースペース．上下顎顎堤，舌，頬粘膜に囲まれた空間

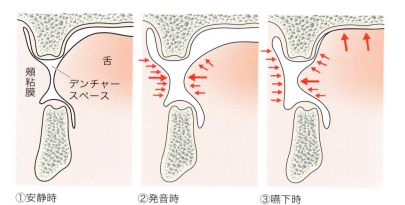

①安静時　②発音時　③嚥下時

図2-2-10　デンチャースペースの変化

表2-2-1　ピエゾグラフィーに使用される発音

SIS	→	シィスゥ
SE	→	セェ
SO	→	ソォ
TE	→	テェ
DE	→	デェ
MOO	→	ムゥ
SEEDS	→	シィズゥ

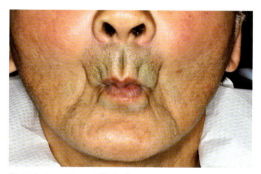

図2-2-11　Mooの発音時

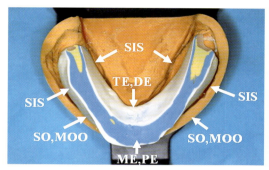

図2-2-12　各発音による形成部位

■ピエゾグラフィーに使用される材料

　ピエゾグラフィーは動的印象採得であるため，シリコーンゴム印象材や，軟質裏装材など粘弾性があり，さらにアクリルレジンに対して化学的接着性を有する，もしくは専用の接着材を使用する材料を選択する．（図2-2-13，14）．

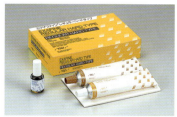
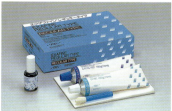
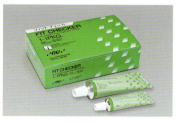

図2-2-13　フローが異なる3種類のシリコーンゴム印象材（左からハードタイプ，ミディアムタイプ，インジェクションタイプ）（ジーシー）
左：エグザファイン（レギュラーハード），中：エグザファイン（レギュラー），右：フィットチェッカー

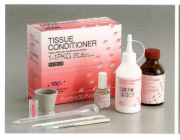
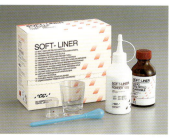

図2-2-14　粉液タイプのアクリル系軟質裏装材（ジーシー）
左：ティッシュコンディショナー
右：ソフトライナー

■ 臨床術式

1）ピエゾグラフィーの採得

　通法に従い精密印象採得と咬合採得を行った後，下顎作業用模型上でピエゾグラフィックトレーを製作する．トレーは歯肉頰移行部より全周を 2 mm 程度短く製作する．トレーを口腔内に試適し，最大開口時に浮き上がらないことを確認する（図 2-2-15）．シリコーンゴム印象材を使用する場合には，フローの異なる 3 種類を選択し，軟質裏装材を使用する場合には粉液比を変えてフローを調整する．上下の口唇周囲にワセリンを一層塗布後，ハードタイプのシリコーンゴム印象材もしくは軟質裏装材などの採得材料を築盛し（図 2-2-16），"SIS, SE, SO, TE, DE, MOO, SEEDS" などの発音を 3〜5 回繰り返して指示する（図 2-2-17）．次にミディアムタイプを盛り上げ，同様の発音をしてもらい，最後にインジェクションタイプを使用して全体をウォッシュし，ピエゾグラフィックスペースを記録する．採得したピエゾグラフィーを咬合平面に合わせて切断し，頰舌的な厚みを確認する．不足している場合には採得材料を再度築盛し，発音を繰り返す．

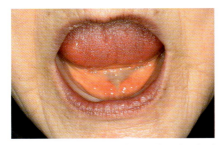

図 2-2-15　トレーが最大開口時に浮き上がらないことを確認する

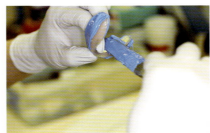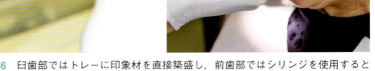

図 2-2-16　臼歯部ではトレーに印象材を直接築盛し，前歯部ではシリンジを使用すると築盛しやすい

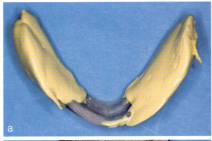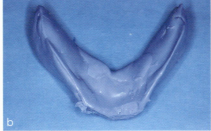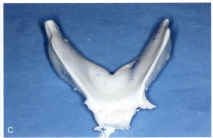

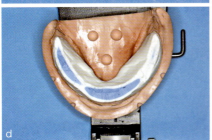

図 2-2-17　発音させながら印象材を築盛する
a：ハードタイプで臼歯部を形成する
発音：SIS, SE, SO
b：ミディアムタイプで全体を形成する（2〜3 回繰り返す）
発音：SIS, SE, SO, TE, DE, MOO, SEEDS
c：インジェクションタイプで表面仕上げを行う
発音：SIS, SE, SO, TE, DE, MOO, SEEDS
d：咬合器上で咬合平面に合わせて切断し，頰舌的な厚みを確認する

2）ろう義歯試適

歯の喪失に伴い舌は肥大化する．水平的な舌圧を記録しているピエゾグラフィーでは歯槽頂間線法則など力学的安定を優先した人工歯の排列位置と比較して，頰側寄りに排列されることが多く[5]，転覆試験による力学的均衡の確認は必須である（図2-2-18）．

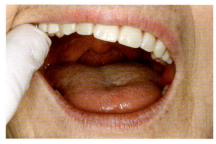
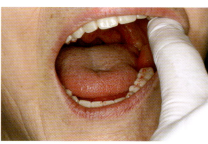

図2-2-18　力学的均衡が成立せずに転覆した上顎義歯．下顎人工歯の舌側最大豊隆部を削合した後に，上下顎人工歯を舌側寄りに排列するか，リンガライズドオクルージョンを適用し，咬合力を舌側化する

CLINICAL HINTS

ピエゾグラフィー採得時の注意点

①口腔内外へのワセリンの塗布

ピエゾグラフィーの採得材料が皮膚や口腔粘膜に付着し，トレーが浮き上がる場合がある．口唇にワセリンを一層塗布することにより精密なピエゾグラフィーを採得することができる．特に高齢者で口腔内が乾燥している患者には，口唇粘膜や頰粘膜にも同様にワセリンを塗布する（図a）．

②過剰な下口唇圧

下口唇圧は下顎全部床義歯を離脱させるきわめて大きなリスク因子であるため，下顎前歯は厳密にピエゾグラフィックスペース内に排列する必要があるが，過剰な下口唇圧を有する症例では（図b），下顎前歯が舌側寄りに排列されるためオーバージェットが過大となってしまうことがある．旧義歯の術前調整により，いくらか改善される場合もあるが，多くの症例ではスペースの著しい改善は期待できない．そこで，ピエゾグラフィックスペース内でできるだけ唇側寄りの前歯排列と歯軸の唇側傾斜を目指し，少しでもオーバージェットが小さくなるように努めることが重要である．

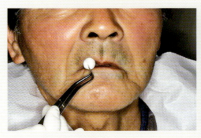
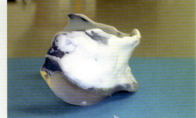
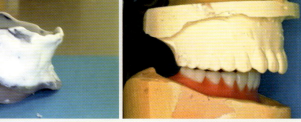

図a　ワセリンの塗布
記録時に用いる材料が皮膚や口腔粘膜に付着し，トレーが浮き上がる場合がある．口唇および頰粘膜にワセリンを塗布することにより精密なピエゾグラフィーを採得することができる

図b　過剰な下口唇圧
過剰な下口唇圧は大きなオーバージェットとして表現されることから，旧義歯の術前調整が重要である

3）義歯装着および完成時検査

完成した義歯が開口時に浮き上がりを認めるようであれば，インジェクションタイプのシリコーンゴム印象材を使用し，完成義歯に対してピエゾグラフィーを行うことによって，人工歯排列位置や研磨面形態を確認でき，必要に応じて調整することができる（図2-2-19, 20）．また，新義歯だけでなく，維持・安定が不良な使用中の義歯の調整にも活用することができる．

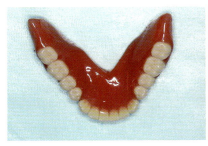
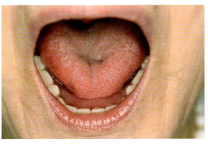
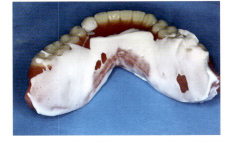

図2-2-19　義歯床研磨面に固有形態が付与されていることがわかる．最大開口時にも脱離を認めない

図2-2-20　ピエゾグラフィーによって研磨面形態を確認した

case 3 すれ違い咬合に対してデンチャースペースを考慮したインプラントオーバーデンチャー症例

患　者：66歳，男性
主　訴：義歯で食事をすると痛い
残存歯：$\dfrac{766}{432|15}$　（|1 コーピング）

歯科的既往歴：2007年に上下顎にレジン床義歯を新製したが，食事中の疼痛と咀嚼困難であることを訴えていた．現在，使用中の上顎義歯は口蓋隆起を避けるようにホースシュータイプの義歯床が設計されており，咬合圧による義歯の矢状面回転および義歯床のたわみによる沈下が認められた（図2-2-21）．

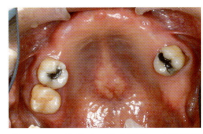
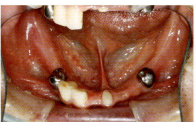
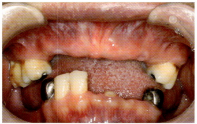

図2-2-21　初診時口腔内写真．上顎顎堤は良好であるが，下顎左右顎堤の骨吸収が進行している．また，残存歯の傾斜・移動により咬合平面の不整を認める

本症例における問題点とその対応・治療方針

①インプラント支持

義歯の回転沈下および義歯床のたわみが床下粘膜の疼痛および咀嚼困難の原因と考えられた．設

計は最大限の歯根膜支持を得るため，残存している上顎臼歯部に鉤腕を付与した咬合面全面レストを設計した．下顎は 43| 遠心レスト，|4 に咬合面レスト，大連結子にはリンガルプレートを設計した．また，患者が義歯の高い安定性を希望したため，3|3，6|6 相当部に計 4 本のインプラントを埋入し，回転沈下を抑制するインプラント支持と維持を得ることとした．

②デンチャースペース

通常，デンチャースペースの採得は無歯顎症例に利用されるが，部分欠損症例においても残存歯の位置や解剖学的ランドマークだけでなく，デンチャースペースを参考にすることにより口腔機能を阻害しない義歯形態を知ることができる．また，最終的な義歯形態を考慮してインプラントの埋入位置を決定することによって，インプラントへの水平的な為害作用の軽減が図れる．そこで，本症例では CT 用ステントの製作前にピエゾグラフィーを採得し，埋入位置の診断を行った．

治療経過

①インプラント埋入のためのピエゾグラフィー採得

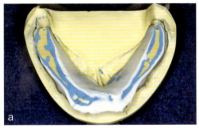
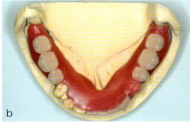
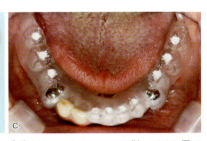

図 2-2-22 印象採得および簡易咬合採得の後，ピエゾグラフィーを採得した．ピエゾグラフィックスペースに従って CT 用ステントを製作した
a：採得されたピエゾグラフィー，b：コアに従って排列された人工歯，c：口腔内に装着された CT 用ステント

②インプラントの埋入

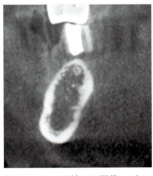
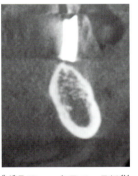

図 2-2-23 X 線 CT 画像．ピエゾグラフィックスペースに従って製作された CT 用ステントにより咬合支持に効果的なインプラント埋入位置を確認することができる

図 2-2-24 インプラント埋入後のパノラマ X 線画像

③最終補綴装置製作のためのピエゾグラフィー採得

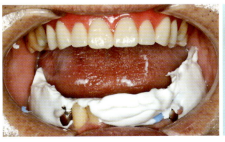
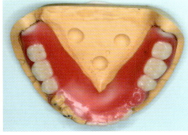

図 2-2-25 最終補綴装置製作のためのピエゾグラフィーと人工歯排列．通法に従い個人トレーを用いた精密印象採得と咬合採得後に，再度ピエゾグラフィーを採得した

④新義歯製作

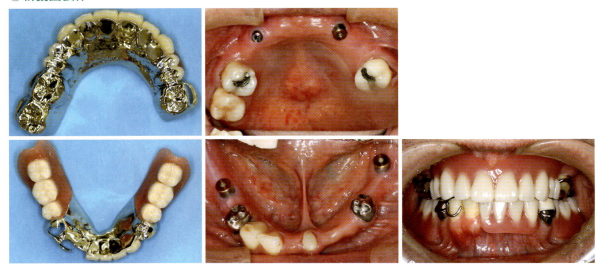

図 2-2-26 口腔内所見および装着された新義歯と義歯装着時
コバルトクロム合金を使用した金属構造義歯を装着した．4本のインプラントの埋入により，咀嚼機能や安定性が改善され，患者の高い満足を得ることができた．装着から4年が経過し，残存歯，インプラント，義歯は良好に機能している

設計の要点

4本のインプラントにはマグネットアタッチメントを装着した．また，インプラントを起点とした義歯破折を防止するため，コバルトクロム合金を用いた二重構造義歯によって剛性を付与し，フレームワークがインプラント直上を通るように設計した．

①上　顎

矢状面回転防止のため，すべての残存歯に咬合面全面レストを併用した支台装置を設置した．$\overline{6|6}$ の傾斜により不整となった咬合平面を仮想咬合平面と平行になるよう，咬合面レストによって修正した．また，維持力の調整を容易にするために鉤腕を設計した．連結子は口蓋隆起を避けるようにホースシュータイプとした（図 2-2-27）．

②下　顎

$\overline{4|}$ は咬合面レストにより強固な支持と低位な咬合平面の修正を行った．また，審美性を考慮し，頰側は硬質レジンにて前装した．沈下防止として $\overline{4|}$ には近遠心レストを設置し，最大限の把持を求めるため，残存歯の舌側はメタルアップとした（図 2-2-27）．

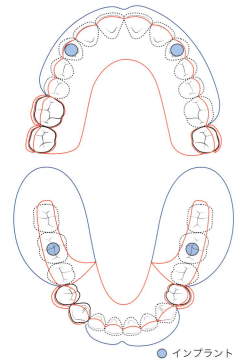

● インプラント

図 2-2-27 義歯の設計

CLINICAL HINTS

ピエゾグラフィックトレーと人工歯排列

採得したピエゾグラフィックスペースに精度高くろう義歯形態を合致させるため，シリコーンパテでコアを採得し，その範囲で人工歯排列および歯肉形成を行う．

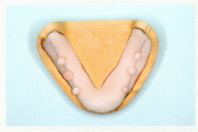
①ピエゾグラフィックトレー．歯槽頂よりもやや頰側に機械的保持を得るためのアンダーカットを付与する

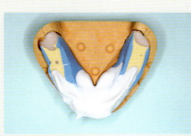
②採得されたピエゾグラフィー．トレー辺縁の余剰な印象材は作業用模型に適合するまで除去する．また，作業用模型にはコアを戻すための溝を付与する

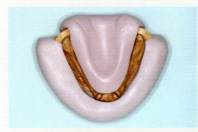
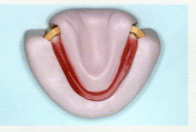
③ピエゾグラフィーに対してシリコーンパテでコアを採得する．得られたデンチャースペース（ピエゾグラフィックスペース）をワックスに置き換える

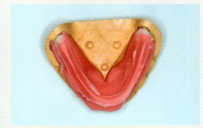
④人工歯排列用の咬合床

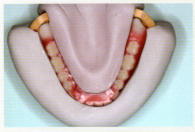
⑤コアに従い，人工歯を排列する

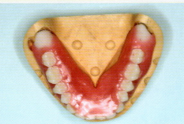
⑥人工歯排列が終了したろう義歯と完成義歯．人工歯排列位置と義歯研磨面形態が完成義歯に反映されている

3 咬合採得

パーシャルデンチャーにおける咬合採得の考え方

　一般的に，残存歯による3か所の安定した咬合支持があれば咬合床は必要ない．残存歯の咬頭嵌合位でシリコーンゴム印象材やワックスを使用して咬合採得し，左右側方滑走運動時の歯の接触関係は残存歯によるガイドを優先する．

　一方，遊離端義歯や上顎前歯部欠損では**咬合床**が必要となる．通常は，残存歯の咬頭嵌合位で咬合採得し，左右側方滑走運動時の歯の接触関係も残存歯によるガイドを保持する．

咬合床における工夫の例

①シリコーンパテによる簡易咬合採得を行い，咬合平面の診断と残存歯の挺出を見極め，咬合床製作の参考とする（☞ p.38）．

②咬合床を安定させるために，咬合床にクラスプなどを付与する（図2-3-1）．

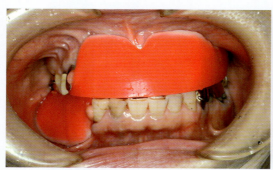 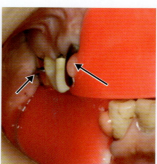

図 2-3-1　基礎床からアーム，クラスプを付与した咬合床

③咬合床の沈下防止と変形防止のための対策として，パターンレジンによるレストの付与や基礎床の厚みの確保などがある（図2-3-2）．

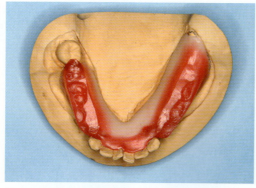 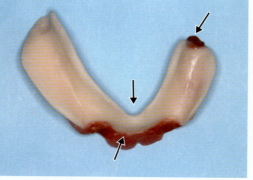

図 2-3-2　強度の向上のため舌側床縁は厚く製作し，沈下防止のためにパターンレジンでレストを付与した咬合床．前歯部舌側面もパターンレジンを用いて適合の向上を図っている

咬合床の工夫

咬合採得時に咬合床の適合や安定が悪いと正しい咬合採得ができない．上顎の咬合床を手で押さえなければ脱離するようでは，咬合採得は不正確となりやすく，診療時間も長くなる．特にすれ違い咬合では，咬合平面が傾斜しやすく，咬合時に咬合床が沈下しやすいことから操作が難しい．

咬合採得の精度向上

日常臨床において義歯装着時の咬合調整は不可避と考えられており，タイムスタディにおいても義歯装着には多大な治療時間が必要とされている（図 2-3-3）[6]．

それでは，誰もが教科書どおりに慎重な義歯製作を行っても，咬合調整が必要となってしまうのはなぜなのだろうか？　装着時に多大な調整を行うこと，すなわちラボサイドできれいに研磨された補綴装置を"傷つける"ことは仕方ないことなのだろうか？　調整をせずに補綴装置を装着することはできないものだろうか？

これらの問いに対して，**たとえすれ違い咬合であっても装着時に咬合調整を必要としない，あるいは最小限となる義歯装着は可能**ではないかとわれわれは考えている．そのためには，チェアサイドでは**印象，咬合採得の精度を向上させることが必須**であり，ラボサイドでは咬合器装着を含めて義歯製作の精度を高めることが不可欠である．

すれ違い咬合は咬頭嵌合位を完全に消失していることから，術者が咬合を創造しなければならず，無歯顎症例に準じた咬合採得が必要になる．すなわち，咬合床を用いて咬合平面を設定した後に咬合高径を決定し，上下顎の位置関係を記録することになる．しかし，

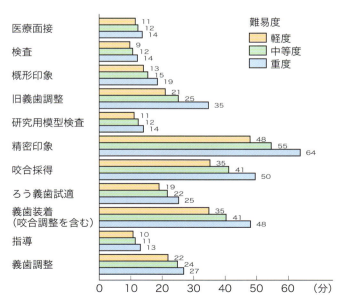

図 2-3-3　全部床義歯治療におけるタイムスタディ．義歯の装着時には多大な治療時間が必要とされている（七田ほか[6] より引用）

上下顎の残存歯同士が近接する場合には，残存歯を接触させるように下顎位は偏位しやすく，前後すれ違い咬合では下顎は前方位をとりやすい．また，咬合採得時に咬合床が動揺しやすく，残存歯を利用した咬合床の維持・安定と十分なろう堤の軟化が求められる．特にすれ違い咬合に対する咬合採得では次のような配慮が必要である．

■前後すれ違い咬合

上顎の咬合床はリップサポートの確認や正中線の記入を行うことを主目的とし，下顎前歯とは接触させないか，インプレッションペーストで下顎前歯の切縁を無圧状態で印記する（図 2-3-4）．下顎位の記録，すなわち対合歯との接触による咬合位の主たる保持は下顎の咬合床で行う（図 2-3-5）．

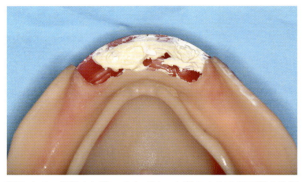
図 2-3-4　前後すれ違い咬合では，上顎の咬合床は下顎の前歯とは接触させないか，インプレッションペーストで下顎前歯の切縁を無圧状態で印記する

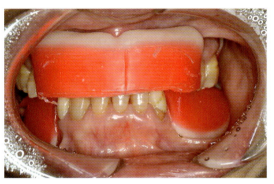
図 2-3-5　前後すれ違い咬合では，下顎位の記録，すなわち対合歯との接触による咬合位の主たる保持は下顎の咬合床で行う

■左右すれ違い咬合

すれ違い咬合の中で最も咬合採得が困難であり，特に遠隔すれ違いでは咬合床の安定が非常に得られにくい．咬合床にワイヤークラスプやレジンクラスプを付与することにより，咬合採得の臨床操作を少しでも容易にする．おおよその顎位までは片顎ずつ咬合床を調整するが，最終的な顎位の決定を行う際には，咬合床による対合歯の印記は片顎ずつ行うのではなく，上下顎のろう堤を一緒に軟化して記録する（図 2-3-6）．

■複合すれ違い咬合

前後すれ違い咬合と左右すれ違い咬合の要素が絡み合った複合すれ違い咬合では，残存歯の配置により咬合床の安定性が大きく異なるため，症例ごとの咬合床の変位方向を考慮した操作が必要になる．咬合床にレジンレストを設置できれば，咬合床の安定も得られ対合歯との確実な咬合位の保持も図ることができる（図 2-3-7）．残存歯が少ない場合には，できるだけ左右すれ違い咬合に準じた咬合採得を行う．

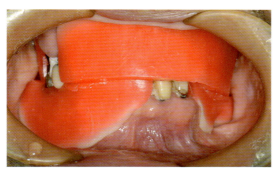
図2-3-6 左右すれ違い咬合で最終的な顎位の決定を行う際には，咬合床による対合歯の印記は片顎ずつ行うのではなく，上下顎のろう堤を一緒に軟化して記録する

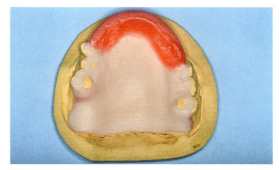
図2-3-7 咬合床にレジンレストを設置して，咬合床の安定と対合歯との確実な咬合位の保持を図る

● すれ違い咬合における咬合採得のポイント

　咬合の安定が得られにくいパーシャルデンチャーの咬合採得全般に当てはまることであるが，特にすれ違い咬合における咬合の精度を高めるための咬合採得の要訣としては，

> 1）咬合を繰り返し確認する
> 2）咬合採得を複数回行う
> 3）義歯は片顎ずつ製作する
> 4）診断用義歯を活用する
> 5）咬合印象を採得する

の5点があげられる[7]．

1）咬合を繰り返し確認する

　義歯製作には初診から装着時まで各診療ステップがあり，各々のステージで咬合を確認することができる．すなわち，まずは義歯製作の最初に概形印象を採得するが，そのときに簡易咬合採得を行う（図2-3-8）．簡易咬合採得をもとに研究用模型をプラスターレス咬合器に装着し，挺出歯や咬合平面の傾斜だけでなく，下顎の偏位や咬合挙上を含め，咬合高径の診断をすることができる（図2-3-9）．

　精密印象時には咬合印象を行うことにより，適切な加圧印象だけでなく，顎間関係を合わせて記録でき，咬合器装着の精度が高くなる（図2-3-10）．

　咬合採得，咬合器装着を行った後も再度確認が必要である．ゴシックアーチを行うことにより水平的顎位の補正も可能であり，ろう義歯試適時にもチェックバイトを行うことにより，咬合の最終確認が行える．

　不幸にも義歯装着時に咬合が大きくずれていた場合には，チェアサイドでの咬合調整に頼らずに，義歯によりチェックバイトを記録し，リマウントを行うほうが適切な咬合接触を確実に得ることができる．

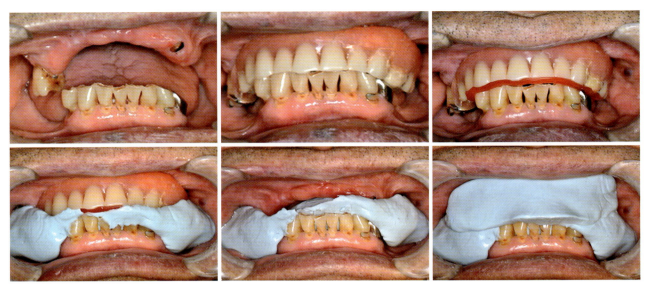

図 2-3-8　概形印象時の簡易咬合採得．すれ違い咬合では旧義歯を利用すると咬合挙上も容易であり，高精度の簡易咬合採得ができる．片顎ずつ記録することが精度を高める

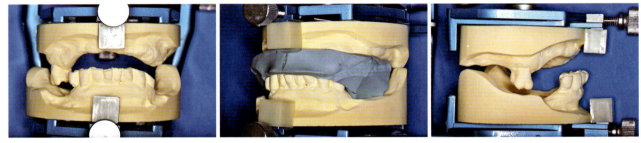

図 2-3-9　簡易咬合採得をもとに研究用模型をプラスターレス咬合器に装着し，挺出歯や咬合平面の傾斜だけでなく，下顎の偏位や咬合挙上を含め咬合高径の診断をすることができる

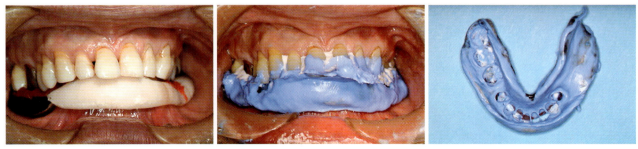

図 2-3-10　精密印象時の咬合印象．適切な加圧印象だけでなく，顎間関係を合わせて記録することにより，精度が高くなる

2）咬合採得を複数回行う

通常の義歯製作では咬合採得は1回で行うものとの固定観念があるが，一度よりも二度行ったほうがもちろん精度は向上する．二度行う場合は，簡易咬合採得と咬合採得（図2-3-11），咬合採得と咬合印象（図2-3-12），咬合採得とチェックバイトなどの組み合わせで行える（図2-3-13）．もちろん，簡易咬合採得，咬合採得，チェックバイトと咬合採得を3回行えば，咬合の精度はさらに向上することになる．

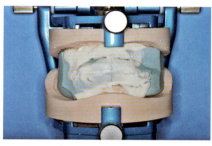 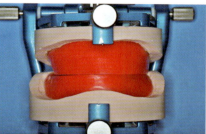 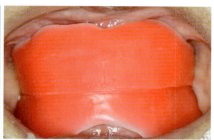

図2-3-11 簡易咬合採得と咬合採得の組み合わせ

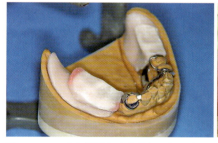 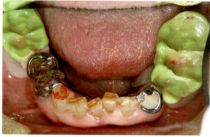 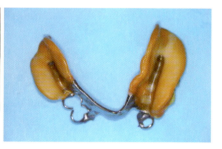

図2-3-12 咬合採得と咬合印象の組み合わせ

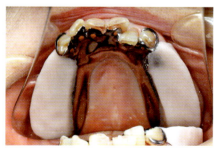 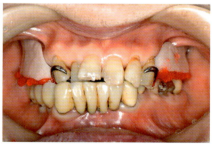

①フレームワーク試適時

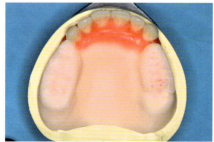 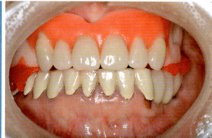

②ろう義歯試適時

図2-3-13 咬合採得とチェックバイトの組み合わせ

3）義歯は片顎ずつ製作する

　上下顎の義歯を製作する場合，上下顎同時の義歯製作は当然のことながら誤差が大きくなる．片顎ずつ義歯を製作するということは，すなわち咬合採得を2回行うことであり，上下顎同時製作より咬合の精度は向上する．

　では上下顎でどちらの義歯を先に製作するべきかといえば，基本的には条件のよいほうを，換言すれば義歯が安定するほうを先に製作する（図2-3-14）．安定した義歯の装着状態とは天然歯列に近いということであり，その状態を対合歯列模型とすることができれば，片顎の義歯製作と同じことになるからである．

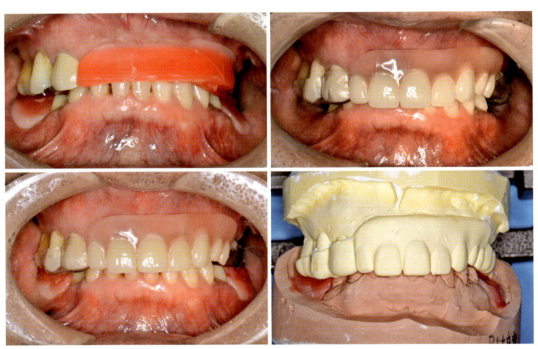

図2-3-14　上下顎の義歯を製作する場合は片顎ずつ条件のよいほうを先に製作する．本症例では上顎を先に製作し，その後に下顎義歯を製作した

4）診断用義歯を活用する

　すれ違い咬合は下顎の偏位や咬合高径の短縮など不適切な顎位を呈している場合が多い．そこで，すぐに最終義歯を製作するのではなく，旧義歯の利用や新たな診断用義歯を装着して正しい咬合関係を探ることが有効である．一定期間の経過観察により，咬合の安定が認められ，不快事項のないことが確認できた段階で最終義歯の咬合採得を行う（図2-3-15）．この場合にも旧義歯や診断用義歯を利用して簡易咬合採得することにより，咬合の精度は向上する．

2章 パーシャルデンチャー難症例の基本的考え方と臨床術式

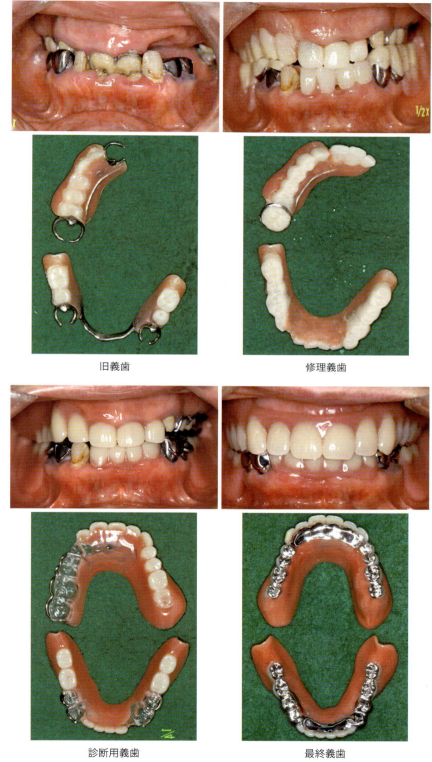

旧義歯　　　　　　　　　修理義歯

診断用義歯　　　　　　　最終義歯

図 2-3-15　旧義歯や新たな診断用義歯を装着して正しい咬合関係を探り，最終義歯を製作する

41

5）咬合印象を採得する

　咬合印象は印象採得と咬合採得を同時に行うことができ，咬合圧下での加圧印象が可能である．中間1～2歯欠損であれば既製の咬合印象用トレーを使用できるが，基本的には専用の個人トレーを製作する（図2-3-16）．咬合印象の大きな利点は咬合器装着の誤差が小さいことである．一般にラボサイドでは上下顎の模型同士を咬合させ最も安定する位置，すなわち模型上の咬頭嵌合位で咬合器に装着することが多く，実際の咬合関係と異なってしまう場合も多い．咬合印象であれば，咬合器装着まで模型と印象を分離しないため，咬合関係の狂いが少ない．

　さらに上下顎を別々に印象すると咬合器装着時に上下顎の模型を安定させるため全顎印象が必要となるが，咬合印象であれば印象域も小さくでき，必然的に作業用模型も小さくなる（図2-3-17）．印象も作業用模型も小さければ小さいほど変形は少なくなり，結果的に精度の高い補綴装置を製作することができる（図2-3-18）．

　咬合印象の中でも，FGPの記録も一塊として同時に行う機能的咬合印象（FBIテクニック）は，簡便な咬合器を使用しても義歯装着時に優れた咬合接触関係を得ることができる術式である（☞ p.24）．

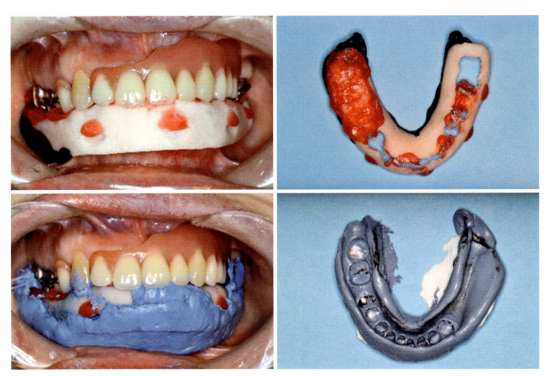

図2-3-16　咬合印象は印象採得と咬合採得を同時に行うことができ，咬合圧下での加圧印象が可能になる．本症例は機能的咬合印象（FBIテクニック）を行った

2章 パーシャルデンチャー難症例の基本的考え方と臨床術式

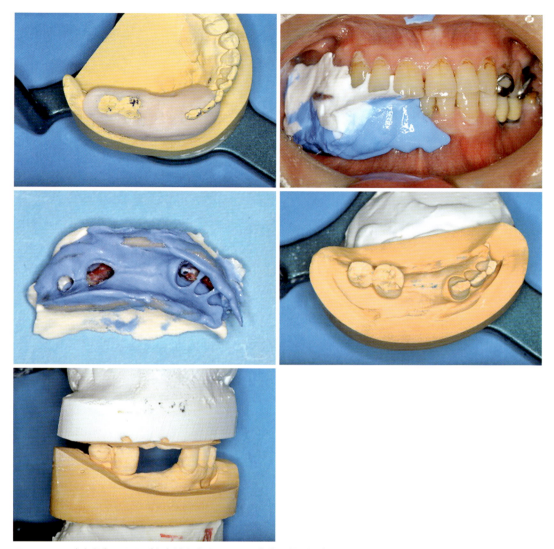

図 2-3-17 咬合印象であれば印象域も小さくでき，作業用模型も小さくなる

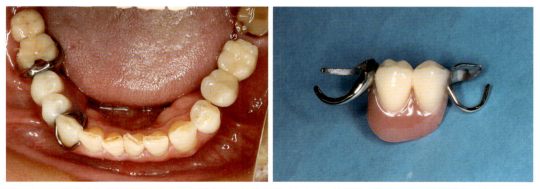

図 2-3-18 印象も作業用模型も小さければ小さいほど変形が少なく，結果的に精度の高い補綴装置に結びつく

case 4 …… 咬合挙上症例の咬合採得：デンチャースペースが不足している症例の咬合床

患　者：72歳，女性
主　訴：義歯の破折
残存歯：65432｜1　5／7654321｜1234567（2｜1 コーピング）
歯科的既往歴：2｜1 にはコーピングが装着されており，デンチャースペースが不足している（図2-3-19）．また，残存歯の咬耗も顕著で咬合の低下が疑われた．前歯部のデンチャースペースの不足により，上顎レジン床義歯は破折を繰り返している（図2-3-20）．
対　応：レジン床義歯では破折への対応は困難と思われ，金属床義歯を製作することになったが，咬合挙上によるデンチャースペースの確保が必要と思われた．本症例は残存歯同士による咬頭嵌合位を有していることから，金属の厚み分の咬合挙上を行うこととした．印象採得時にシリコーンゴム印象材のパテタイプを用いて簡易咬合採得を行い，プラスターレス咬合器に装着後，上顎残存歯上にパターンレジンで製作したレスト（想定挙上量の厚み）を付与した咬合床を製作した（図2-3-21）．これにより，一定の挙上量の確保が得られ，円滑に咬合採得を行うことができた（図2-3-22）．

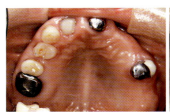
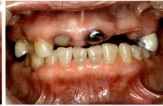
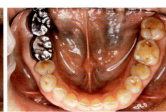

図2-3-19　口腔内所見

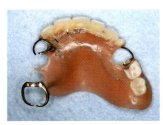

図2-3-20　使用中の上顎義歯

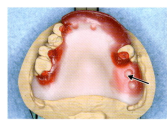

図2-3-21　製作した咬合床．プラスターレス咬合器における指導釘の代わりを果たす（矢印）

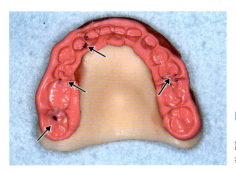

図2-3-22　咬合採得終了時．レストが対合歯と咬合し，シリコーンバイト上でこの部のレジンが露出している．設定された挙上量がレストによって確保され，予定した挙上量での咬合関係が正確に再現される

*2*章 パーシャルデンチャー難症例の基本的考え方と臨床術式

4 ろう義歯試適

　試適時に口腔内でろう義歯が安定していないと，術者，患者ともに十分な確認作業を行うことができない．特にすれ違い咬合ではろう義歯の安定を確保するために，

①支台歯に基礎床からアームを延ばす
②支台歯のブロックアウト部にワックスを適合させる
③クラスプを付与する

などの対応を行う．

● ろう義歯は完成義歯に限りなく近い形態にする

　義歯床後縁の位置ばかりでなく，大連結子の形態や幅の確認を行う．たとえば臼歯部欠損の場合には，中パラタルストラップにするかホースシュータイプにするかをろう義歯試適時に決定することもある．

● 正中や歯頸線，人工歯排列位置の確認

　前歯部の正中は顔面の正中と一致するように排列するのが基本であるが，部分欠損の場合，排列スペースの関係で正中を一致させるのが困難なケースがある．その場合に人工歯の大きさの一部変更や正中の位置をずらすことになるが，試適を行って対応を決定する．また，人工歯と残存歯の歯頸線の位置や人工歯排列の位置，歯列弓の大きさ，被蓋の確認も行う．

● 根面アタッチメント使用時の排列

　根面アタッチメントを使用する場合，支台歯上の義歯内面にはアタッチメントのすべての構造体が収まるスペースが必要となる．このため，人工歯が前方や頬側寄りに排列されやすい．先に根面アタッチメントを装着する場合は，治療用義歯で排列位置を確認するか，ろう義歯試適後にアタッチメントの製作を行う（図2-4-1～4）.

45

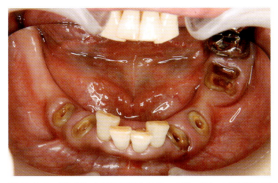

図 2-4-1 形成した残存歯にはコーピングおよび磁性アタッチメントを製作する予定

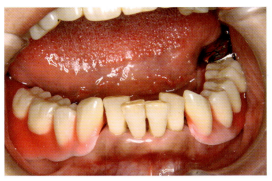

図 2-4-2 口腔内でのろう義歯試適．歯頸線や人工歯の排列位置などを確認する

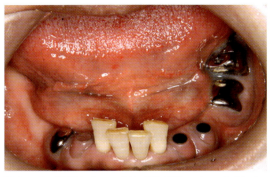

図 2-4-3 装着したコーピングと磁性アタッチメント．ろう義歯の排列から唇面コアを採得し，その中に入るようにコーピングとアタッチメントを製作する

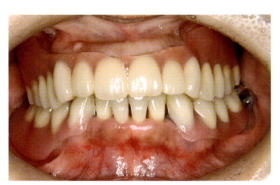

図 2-4-4 義歯装着時．ろう義歯試適時の排列が再現されている

5 強力な支持機能を有する支台装置

キャップクラスプ

　日常臨床の中では，咬合高径が低下し，そのままの状態では補綴治療が困難な症例も少なくない．このような症例には咬合挙上が必要となるが，キャップクラスプは咬合関係の改善に有効な支台装置である[8-11]．キャップクラスプの利点は，歯を削らずに，装着されているクラウンやブリッジをそのまま支台歯として使用することができるだけでなく，強力な支持・把持・維持機能を兼ね備えている点にある．挙上量の診断には，パノラマX線装置を用いた四分画撮影や治療用義歯による診断が有効であるが，樹脂プレート製のリテーナー型義歯は，咬合挙上が必要な症例の治療用・診断用義歯として有用な補綴装置である．低位咬合や過蓋咬合の症例には，まずリテーナー型義歯を装着し，挙上量や咬合関係の診断を行った後，最終的にキャップクラスプを支台装置とした金属床義歯を製作することが多い．また，支台歯にキャップクラスプ用の内冠を装着すると，理想的な支持・把持・維持を得ることができる．

■基本的なキャップクラスプ

キャップクラスプは残存歯をそのまま支台歯として使用するため，支台歯の形態によってアンダーカット域の面積や形態も異なる．最深部のアンダーカット量が同じ0.1 mmであっても，維持領域の形態は異なってくる（図2-5-1）．アンダーカット内の面積があまり少ないとプライヤーによる維持調整が難しい（図2-5-2, 3）．

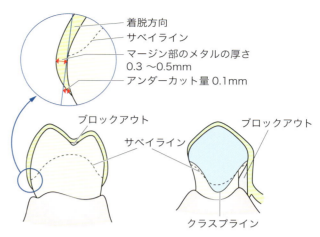

図2-5-1 キャップクラスプの基本形態（尾花ほか[9]より引用）

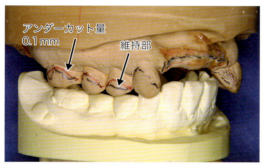

図2-5-2 キャップクラスプの基本的な設計．キャップクラスプの厚さは通常0.3〜0.5 mmで，維持力を得るために歯冠の頰舌側面の近遠心中央部付近に0.1 mm程度のアンダーカット量が必要である．アンダーカット域に入っている領域が維持部となる．また，基本的には咬合円錐部をすべて被覆する

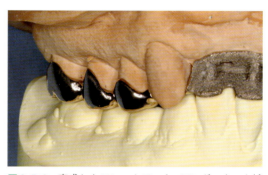

図2-5-3 完成したフレームワーク．アンダーカット域に入っている領域は，コバルトクロム合金であれば鋳造後に約0.3 mmの厚さまで調整する．装着後，維持力の低下が生じた場合はこの部位をプライヤーで調整する

■鉤腕付きキャップクラスプ

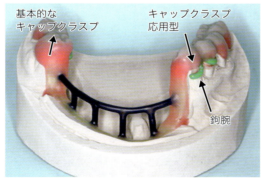

図2-5-4 維持力の調整を容易にするため，キャップクラスプを咬合面全面被覆型レストの応用型として使用し，これにクラスプを併用して使用することも可能である．維持力は鉤腕部で得る．支台歯の歯冠形態によって，通常型と鉤腕付きキャップクラスプを併用することもある

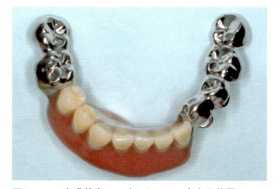

図2-5-5 完成義歯．コバルトクロム合金を使用しているため，鉤腕のアンダーカット量は0.25 mmとなっている．キャップクラスプは維持力の調整を容易にするために，アンダーカット域に入れる範囲を限定しておくことが重要である

■キャップクラスプの内冠

　キャップクラスプの内冠はコーヌステレスコープの内冠とは異なり，アンダーカットを利用した機械的維持を図る設計となる（図 2-5-6）．このため，白金加金を用いずに製作することができ，内冠合着後に印象採得を行い，作業用模型上で外冠にあたるキャップクラスプの製作が可能である．

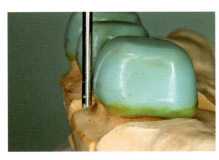

図 2-5-6　キャップクラスプ内冠のワックスアップ．頰側に維持部を設け，近遠心および舌側はテーパー約 6°で，アンダーカットのないように製作する．サベイヤーにて最大豊隆部のチェックを行う．ワックスアップ時の最深部のアンダーカット量は研磨分を入れて約 0.2 mm とし，最終的に約 0.1 mm に調整する．マージンラインは歯肉縁から 1 mm 以上の上部に設定する

■キャップクラスプの利点と欠点

　キャップクラスプは従来の支台装置と比較すると，形態的，機能的にキャストクラスプとテレスコープクラウンの中間に位置するものと考えられる．欠点としては，審美性や齲蝕の問題，維持力の調整の困難さがある．審美性は最大の問題で，対合歯との距離がある場合は部分的に前装することも可能であるが，厚みがとれない場合は金属色が目立つことは否めない．しかし，残存歯をそのまま支台歯として使用でき，生体追従性に優れた支台装置として応用範囲は広い．

CLINICAL HINTS

キャップクラスプの顎関節症治療への応用

　キャップクラスプは咬合関係の改善に非常に有効な支台装置であるが，顎関節症の治療にも有効である．顎関節症には，熱可塑性樹脂プレートによるスプリント療法だけでは終了とならないケースも少なくない．咬合面再構成や咬合挙上が有効な治療手段となる症例では，キャップクラスプは欠かすことのできない可撤性支台装置である．

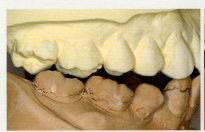 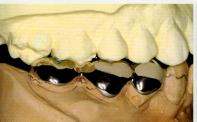 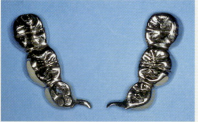

スプリント療法後，オープンバイトの改善に製作したメタルスプリント．残存歯はカリエスもなく天然歯であったため，キャップクラスプを連続的に使用したスプリントを製作した．可撤性であることから，将来的な変化への対応も容易である．キャップクラスプの頰側維持領域以外は前装している

6 把持機能を高める空隙の利用

後処置によるシンギュラムレスト

すれ違い咬合をはじめとした義歯が不安定となる症例では，臼歯だけでなく前歯に対しても最大限の支持と把持を求めたい．歯冠修復が可能であれば適切なレストシートを付与することが可能であるが（図 2-6-1），前歯の歯冠形態はレストの設置が困難なだけでなく，エナメル質も菲薄なことから，天然歯に対する十分な形態のレストシート形成は困難である．

一方，コンポジットレジンの歯質に対する接着性の著しい向上は有床義歯補綴臨床にも多大な恩恵をもたらした．パーシャルデンチャーの臨床術式にも改善が認められ，支台歯の歯冠形態をコンポジットレジンにより修正することにより，①アンダーカットの付与，②レストシートの形成，③着脱方向の規制などが自由に行えるようになった．その結果，特に困難であった前歯基底結節部のレストシート形成もコンポジットレジンを築盛することにより容易となった（図 2-6-2）．

コンポジットレジンを用いたシンギュラムレストシートはすでに約20年前から試行されており，予後調査結果からも高い信頼性が得られている[12,13]．しかしながら，下顎前歯舌面に適切な形態のレストシートを付与することは容易ではなく，術式の改良が求められていた．そこで，われわれが推奨している作業用模型上でシンギュラムレストシートをワックアップする後処置法[14,15]を紹介する（図 2-6-3）．

あらかじめラボサイドでレストシートの理想的形態をフレームワークに付与する後処置法は，従来法よりも適切な形態のレストシート形成が可能である．また，咬合圧下で重合できることから，フレームワークとレストシートとの機能時における最善の適合が得られる術式ともいえる．本症例ではシンギュラムレストの付与により，前歯にも最大限の支持と把持を求めた義歯となった．

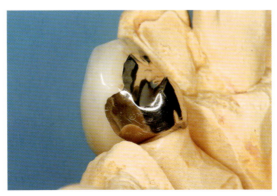

図 2-6-1　歯冠修復が可能であれば適切なレストシートを付与することが可能である

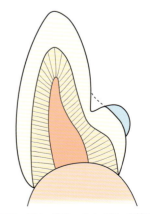

図 2-6-2　コンポジットレジンの築盛による前歯基底結節部のレストシート形成

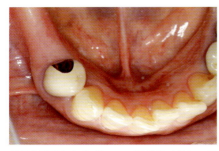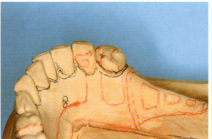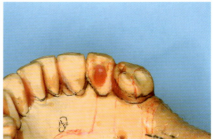

①製作設計にしたがって,ラボサイドにてワックスで適切な形態のシンギュラムレストを付与する

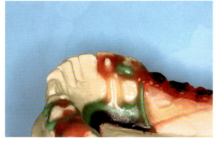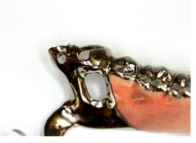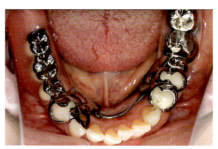

②耐火模型上で,フレームワークパターンをワックスアップする

③通法に従いフレームワークを鋳造製作する

④完成義歯を口腔内に装着し,約20日間使用してもらう

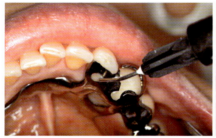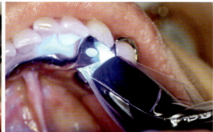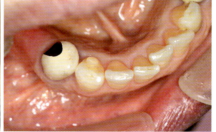

⑤基底結節上に光重合型コンポジットレジンを盛り上げ,口腔内にて咬合圧下で重合させる

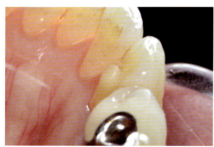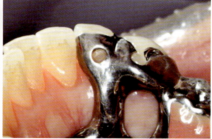

⑥鋭縁部を丸める形態修正と研磨を行う

図 2-6-3　後処置によるシンギュラムレスト付与の手順
ケネディー2級1類症例に対して,3にコンポジットレジンを用いたシンギュラムレストを設計した.本症例では「前処置」として同歯にレストシート形成はまったく行わず,精密印象を採得し,完成義歯を装着した後に,後処置としてシンギュラムレストシートを付与した

2章 パーシャルデンチャー難症例の基本的考え方と臨床術式

連続シンギュラムレスト

　下顎の大連結子としてはリンガルバーとリンガルプレートが一般的に使用されているが，ケネディーバーは両者の欠点を補う有効な大連結子である[16]．前歯基底結節上を横断して走行するケネディーバーはリンガルプレートに匹敵する把持力を有し，リンガルバーと併用することで強度も確保でき，舌側歯槽部を広く開放することが可能であり，力学的にも，予防歯科学的にも高く評価できる設計である（図2-6-4）．舌感の悪いことが欠点とされたが，後にバーを薄く幅広に設計したシンギュラムバーへと進化し，舌感を改善するとともに，衛生学的長所を維持するだけでなく把持力を向上させた[16]（図2-6-5）．しかしながら，レストシートのない斜面状の前歯舌面にレストを設置しても歯軸方向へ咬合力を伝達することは困難であり，支持効果を期待することはできなかった．

　1980年，尾花らは従来の切縁レストを多数歯にわたり連結した連続切縁レストを考案し，すべての下顎前歯に強力な支持を担わせることを推奨した（図2-6-6）．

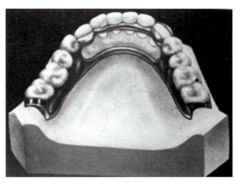

図2-6-4　ケネディーバーとリンガルバーの併用は，リンガルプレートの欠点を補う有効な大連結子である（Kennedy E[16]より引用）

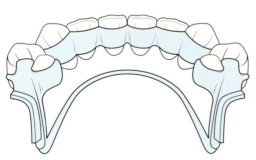

図2-6-5　ケネディーバーを進化させたシンギュラムバー

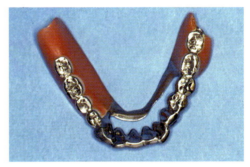

図2-6-6　従来の切縁レストを多数歯にわたり連結した連続切縁レスト

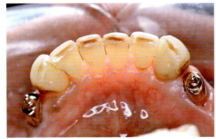
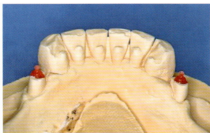
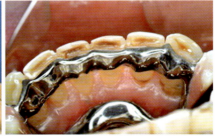

図2-6-7　残存する前歯すべてにコンポジットレジンによるレストシートを付与した連続シンギュラムレスト

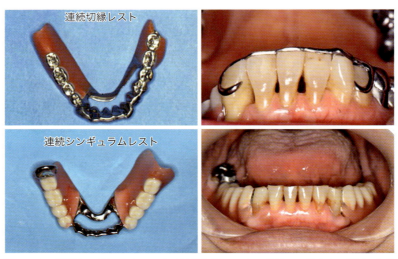

図 2-6-8　連続シンギュラムレストは連続切縁レストに比較して着力点が低く，審美的に優れ，再適合が容易で，咬合挙上の必要もなく適応症が限定されないことなど多くの利点がある

　しかしながら，下顎の切縁レストは上顎前歯の欠損症例や咬合挙上症例などに適応が限局されることに加え，審美的に著しく劣ることから広く普及するには至っていない．

　現在は連続切縁レストに代えて，残存する前歯すべてにコンポジットレジンによるレストシートを付与した連続シンギュラムレストを適用している（図 2-6-7）．ケネディーバーやシンギュラムバーでは得られなかった強大な支持機能が得られるだけでなく，連続切縁レストに比較して着力点が低く，審美性に優れ，義歯の回転変位後の再適合が容易であることから生体追従性にも優れている．また，咬合挙上の必要がなく適応症が限定されないなど多くの利点があり，下顎前歯に支持，把持を積極的に求めたい症例に適応できると考えている（図 2-6-8）．もちろん，後処置法による適用も可能である[15]．

CLINICAL HINTS

大連結子の選択

　リンガルバーは左右の床や間接支台装置を連結する機能を有するが，把持・支持には関与しない．これに対してリンガルプレートは間接支台装置の機能を有し，増歯修理などの生体追従性にも優れている．

　支台歯の条件にかかわらず遊離端義歯は経年的に回転沈下を生じるので，前歯部のみしか残存していない下顎遊離端欠損症例では，リンガルバーよりリンガルプレートを設計するほうが長期経過の中では対処しやすい．

　また，パラタルバー，パラタルストラップおよびパラタルプレートは，幅が増すほど粘膜支持が増大する．一方で，走行位置を前方に設定すると異物感が大きく，破裂音および摩擦音が強く影響される．最も発音障害が認められず異物感も少ないのは，口蓋の深い部分を走行する中パラタルバーやストラップで，口蓋隆起がある場合はこれを避けてホースシュータイプや有窓型バーなどを選択する．

2章 パーシャルデンチャー難症例の基本的考え方と臨床術式

鼓状形態の空隙による把持効果

図2-6-9は現在まで46年間使用され続けている下顎のパーシャルデンチャーである．本義歯をよく観察すると，

①義歯破損の防止
②予防歯科学的配慮
③義歯動揺の最小化

というパーシャルデンチャー設計の三原則[17]を遵守していることが確認できる．

　中でも注目したい設計のポイントは，間接支台装置として|5 と 6|間に付与された小さな金属隙である．このような歯間の空隙は通常ブリッジにより補綴される場合が多いが，同一歯列内の他の欠損が義歯で補綴される場合には，義歯の安定を得るために積極的に活用することがある．本症例では，この小さな欠損空隙にフレームワークの鼓状形態をした金属隙が十分な面積で接触して嵌合することにより，義歯のあらゆる水平方向への移動を抑制している．このような小さな鼓状の欠損と金属隙の嵌合により得られる強大な把持機能は"鼓隙効果"ともよべ，最大限の把持が得られ全水平方向への動きを残存歯列全体で制御できると考えている[15]．

　1958年，Applegateはケネディー分類をさらに詳細にルール化し，「級を決める欠損領域以外の欠損領域を類型として表示し，その類型は欠損領域の広さではなく，欠損領域の

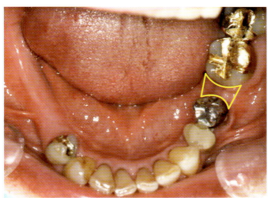
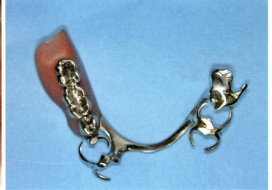
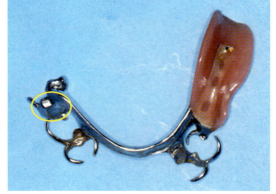

図2-6-9　現在まで46年間使用され続けている下顎パーシャルデンチャー．本症例では，左下の欠損空隙にフレームワークの鼓状形態をした金属隙が嵌合することにより，義歯のあらゆる水平方向への移動を抑制している

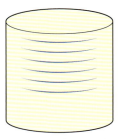
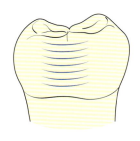

図 2-6-10 欠損側隣接面のガイドプレーンは 2 級インレーのようなスライス面ではなく，できるだけ曲面状に形成する．（Henderson D ほか[18]より引用）

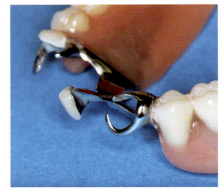

図 2-6-11 前歯部に隙がある場合にも，マイナコネクターを立ち上げ金属隙を付与する

数にある」と規定した[18]．この法則は「欠損領域はたとえ小さくても，欠損分布がたくさん存在するほうが義歯は安定する」ということを暗に示唆しているのではないだろうか．たとえば，ケネディー1級の義歯は不安定であるが，1類，2類と同一歯列内に中間欠損が増えれば，それだけ義歯は安定する．多隙性欠損では多数歯にわたり隣接面板を設置できることから，把持機能に優れた安定性の高い義歯となることは日常臨床でもよく経験する．

　他方，欠損側隣接面のガイドプレーンは 2 級インレーのようなスライス面ではなく，できるだけ曲面状に形成したほうがよい[18]（図 2-6-10）．少ない歯の切削量でもプロキシマルプレートとの接触面積は増大し，中間欠損であれば鼓隙効果を発現できるからである．前歯部に隙がある場合にも，義歯非装着時の審美的問題より機能時の義歯の安定を優先し，接着ブリッジなどで隙を埋めるのではなく，マイナコネクターを立ち上げて金属隙を付与する（図 2-6-11）．前歯部であれば隙には前装が必要になるので，破折を防止するため隣接歯との接触点は必ず金属で接触させる．小さな歯間空隙に義歯の一部が適合よく嵌入することで，義歯の横揺れを残存歯列が一塊となって防止し，結果的に支台歯の水平的変位は最小となり，支台歯の変位は歯軸方向が主体となる．すなわち，特定の数歯に把持を求めるのではなく，残存歯列全体で把持を担うことで支台歯負担の減少を図る．

case 5 …… 鼓状形態の空隙により最大限の把持を得る

患　者：74 歳，女性
主　訴：義歯の維持・安定不良による再製作希望
残存歯：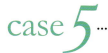（ 4| は残根）
歯科的既往歴：6 年前に上顎に金属床義歯，7〜5|遊離端欠損部にレジン床義歯が装着されていたが，下顎義歯を新製することとなった．欠損は遊離端の 3 歯と少ないが，咬合支持域は 1 か所のみ

2章 パーシャルデンチャー難症例の基本的考え方と臨床術式

であり，すれ違い咬合一歩手前の不安定咬合に対処するために残存歯に最大限の支持と把持を求めたい症例である（図2-6-12）．

対 応：本症例では下顎義歯製作のための前処置として，左側ブリッジの 6| ポンティックを除去した．すなわち，ケネディー2級を2級1類に変更するとともに，ポンティック両隣接歯の欠損側隣接面を意図的に曲面状にガイドプレーン形成し，鼓状形態の空隙を付与したわけである．この鼓状欠損にできるだけ広い面積で接触するように金属隙を設計，製作し，強力な把持機能をもたせることとした（図2-6-13, 14）．完成した金属構造義歯は，図2-6-9 の長期使用義歯の設計をほぼ踏襲しており，ポンティックを除去することにより鼓状形態の欠損と金属隙が強固に嵌合し，最大限の把持を実現した．

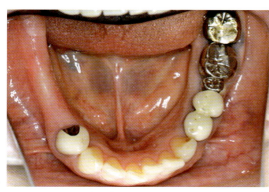
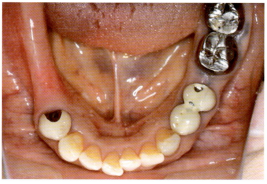

図 2-6-12　すれ違い咬合一歩手前の不安定咬合に対処するために残存歯に最大限の支持と把持を求めたい．そこで下顎義歯製作のための前処置として，左側ブリッジのポンティックを除去した

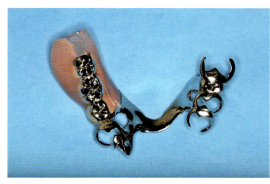
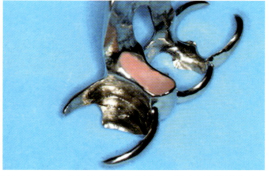

図 2-6-13　下顎左側の鼓状欠損にできるだけ広い面積で接触するように金属隙を設計，製作し，強力な把持機能をもたせた

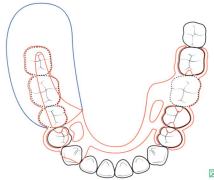

図 2-6-14　下顎義歯の設計

55

CHAPTER 3

すれ違い咬合の
治療方針と設計指針

CHAPTER 3
すれ違い咬合の治療方針と設計指針

1 前後すれ違い咬合

● 前後すれ違い咬合の特徴

①下顎前方歯群の残存歯が上顎の前方遊離端へ，上顎臼歯の残存歯が下顎の遊離端部へ咬みこむような症例が典型例である．
②上顎前歯部顎堤に異常吸収やフラビーガムが生じやすい．
③義歯の破折を生じやすい．

● 前後すれ違い咬合の問題点とその対応

■問題点
①上下顎の回転軸は歯列を横断して走行し，ほぼ一致するか平行に近いので義歯は矢状面回転する（図 3-1-1，2）．
②上下顎の両回転軸が近接しているより離れているほうが相互回転変位を阻止しにくい．
③臼歯部残存歯を連ねた支台歯間線は義歯の矢状面回転軸とほぼ直行する．

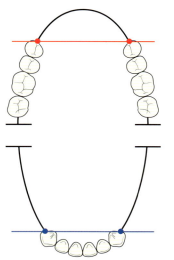

図 3-1-1　前後すれ違い咬合の回転軸

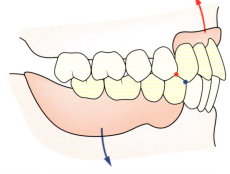

図 3-1-2　前後すれ違い咬合は矢状面回転を起こす

3章　すれ違い咬合の治療方針と設計指針

■対　応

①すべての残存歯に歯根膜支持・把持・維持を求める.

②近接すれ違い咬合で上下顎の回転軸が交わる点が存在する場合は，その部位に延長レストを設定することですれ違いを阻止できる.

③残存歯が多い場合，支台歯間線の多角形化が図れる．最後方臼歯まで強固な支持・把持・維持を確保することで回転モーメントを小さくできる．しかし，対顎の突き上げが大きい場合は義歯が破折しやすくなるので義歯の強度を確保する.

④残存歯が少ないと粘膜支持傾向が強くなり，抗回転設計は困難となるため，オーバーデンチャーを考慮する.

⑤下顎前歯部残存症例では，連続切縁レストは審美性に著しく劣るため，連続シンギュラムレストを検討する.

⑥対顎の残存歯からの咬合力を受ける顎堤粘膜部にインプラントを埋入し，回転を防止する.

case 1 …… 対咬するレストの接触ですれ違いを阻止した症例

患　者：78歳，女性

主　訴：咬みにくい

残存歯：$\dfrac{65\quad\quad\quad 5}{54321\,|\,12345}$

歯科的既往歴：2002年，欠損部にレジン床義歯を製作したが，その後14年間通院していなかった．上顎義歯は10年前に紛失，下顎義歯は2016年1月に $\overline{54|}$ の疼痛を理由に1か月間使用せず，装着できなくなった．

$5|5$ と $\overline{5|5}$ は通常は咬合接触があるはずだが，本症例では近接すれ違い状態となっており，前後すれ違い咬合を呈している．上顎義歯を長期間使用しておらず，老人様顔貌を呈しており，患者は新義歯製作にあたって審美的な改善も希望している（図3-1-3）.

本症例における問題点とその対応・治療方針

①歯根膜支持および維持力

　下顎前歯部の残存歯数が多く，上顎義歯の前方回転沈下が懸念されるため，残存歯のすべてにレストおよびクラスプを設置する．レストの効果を最大限に活かすために，レストシート形成を確実に行う．本症例は近接すれ違い状態であるので，$5|5$ に近心レストを設置し $\overline{5|5}$ の遠心レストと咬合させ，すれ違い関係を解消する[1]（図3-1-4，5）．また粘膜支持を最大限に確保する[2].

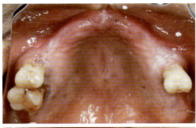
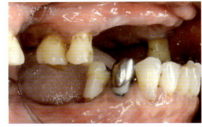
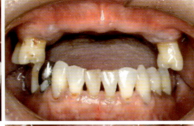
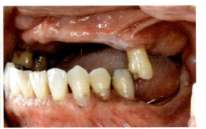
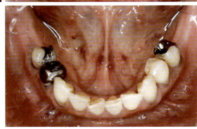

図 3-1-3　初診時口腔内所見

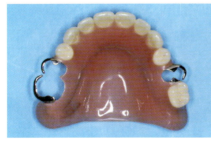
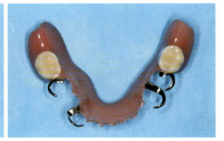

図 3-1-4　製作した上下顎レジン床義歯

②義歯装着後の口腔内の変化への対応

　将来的な増歯修理にも対応できるように舌側はレジンアップとする（図 3-1-4, 5）．また，初診時に症状があった $\underline{4|}$ は慢性根尖性歯周炎のため根管治療を予定している．本症例は咬合の確保のため義歯製作を優先しており，$\underline{4|}$ は下顎義歯製作にあたって支台歯として選択しない．

設計の要点

　咬合の確保，咀嚼機能および審美性を早期に改善するため，上下顎の新義歯製作を最優先とした．

①上　顎

　前歯部の回転沈下を阻止するために，すべての残存歯にレストを設置し，$|\underline{5}$ は遠心遊離端部の沈下にも抵抗するように近遠心レストを設置した．下顎前歯部の突き上げによる義歯の破折を防ぐために欠損部顎堤頂上に補強線を加え，破折の起始点となる可能性があるクラスプの鉤脚と重なるように位置づけた（図 3-1-6）．$|\underline{5}$，$\underline{4|}$ を結んだ回転軸より後方の床は，義歯の抗回転機能に関与し

3章 すれ違い咬合の治療方針と設計指針

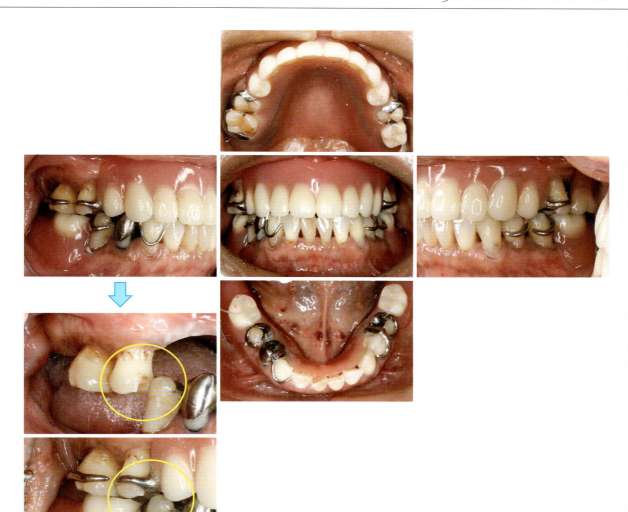

図 3-1-5 新義歯装着時．上下顎のレストを咬合接触させることにより，すれ違い咬合を解消した

ないため，床形態は馬蹄型でよい．本症例は将来的な増歯修理を考慮し，後方まで延長した．

②下　顎

　欠損に隣接した $\overline{5|5}$ を支台歯とした．加えて両側遊離端部の回転沈下に抵抗するように $\overline{4|4}$ も支台歯とするのが望ましいが，$\overline{4|}$ は根管治療を予定していたため，$\overline{3|}$ を支台歯として追加した．レトロモラーパッド前縁の顎堤が近心に向かって急斜面であるため，上下顎ともに $\overline{6|6}$ までの人工歯排列とした（図 3-1-6）．

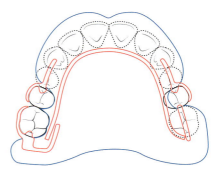

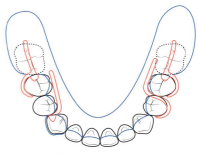

図 3-1-6 義歯の設計

case 2 ……咬合面を金属で一体化することにより安定を図った症例

患　者：62歳，女性
主　訴：咬みにくい
残存歯：$\frac{76543|1267}{21|123}$

歯科的既往歴：前歯部のみに咬合接触が存在するが，上顎の前歯部の動揺が著しく，口蓋前方歯肉には圧痕が認められる（図3-1-7）．下顎の顎堤吸収は顕著であり，$\underline{12}$ には大きなカリエスを認め，動揺度も2度であった．全顎的にプラークコントロールが不良で，中等度の歯周炎と診断した．

　2年前に他院にて上下顎レジン床義歯を製作した（図3-1-8, 9）が，その後，下顎義歯の使用感の改善とクラスプの審美不良のため，下顎のみレジンクラスプを適用した金属床義歯を製作した（図3-1-10）．しかし，下顎金属床義歯は装着当初より疼痛が著しく，調整を繰り返したがほとんど使用できなかったため，以前に製作したレジン床義歯を使用していた．

　その後，上顎義歯は破折を繰り返し，下顎レジン床義歯も強い疼痛を生じるようになり，新義歯製作を希望して来院した．クラスプによる審美障害については，患者本人は気にしていない．

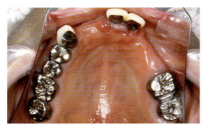 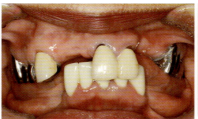 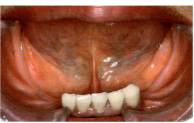

図 3-1-7　初診時口腔内所見．前歯部にのみ咬合支持．口蓋部の義歯の圧痕と下顎顎堤の著しい吸収が確認できる

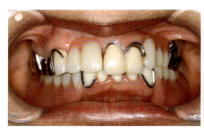 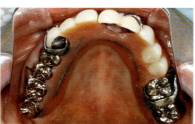 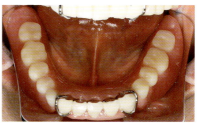

図 3-1-8　義歯装着時．支台装置と支台歯に間隙があり，前歯部人工歯と残存歯に切縁の段差があることから，義歯の沈下が疑われる

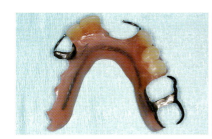 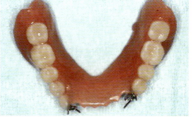 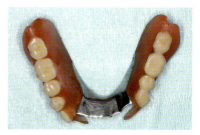

図 3-1-9　装着されていた上下顎レジン床義歯．上顎右側臼歯には当初からクラスプは設置されていなかった

図 3-1-10　一時的に使用していたレジンクラスプ付きの金属床義歯

本症例における問題点とその対応・治療方針

①回転軸

上下顎の回転軸を重ね合わせると 3| 近心付近に回転軸の交点がある（図 3-1-11）．この部位にレストを延長して咬合接触を付与するとともに剛性の高い構造を付与することで，すれ違いの回転変位を抑制する．保存困難な |12 も感染根管処置後に歯冠－歯根比を改善し，義歯の沈下防止のためメタルコーピングとして利用したかったが，保持に十分な長さのポストを形成する歯根長がなかったためレジンコーピングとする．上顎右側臼歯の残存歯が多いため，すべての残存歯を支台歯とすることで回転モーメントを小さくする．

本症例では上顎義歯の剛性を高めることの優先度が高いと考え，上顎は金属構造とし，下顎は経済的理由からレジン床義歯を製作する．

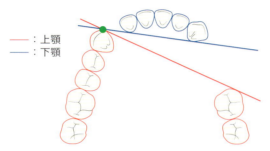

図 3-1-11 上顎に下顎を重ね合わせた模式図．上下顎の回転軸は歯列内で交わる

②粘膜支持

すれ違い咬合では粘膜支持も最大限に利用したいが，前後すれ違い咬合においては回転軸より欠損側にある義歯床のみが粘膜支持に寄与する．回転軸となるレストより後方の義歯床は支持に寄与することはなく，特に上顎での後方への床の延長は異物感を生じさせるだけで，矢状面回転に伴って後縁は顎堤との間隙を生じる可能性があることから有効ではない．

下顎義歯は粘膜支持を増強させるため機能的咬合印象を行った．

治療経過

①前処置

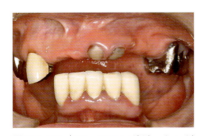

図 3-1-12 |12 はコンポジットレジンによるコーピングとした

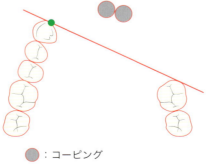

図 3-1-13 上顎義歯の回転軸に対して効果的な位置にコーピングが配置されている

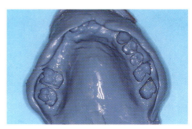

図 3-1-14 個人トレーを使用した機能印象．通法通り個人トレーを製作し，上下顎の精密印象を採得した

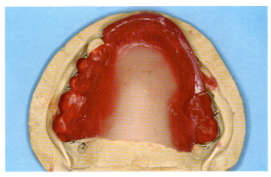
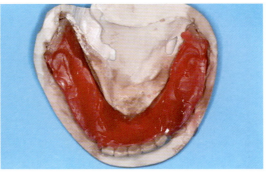

図 3-1-15　咬合挙上を伴う咬合採得．キャップクラスプ製作に必要な厚みと形態をあらかじめパターンレジンにて付与した咬合床

②ろう義歯試適

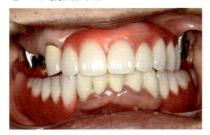
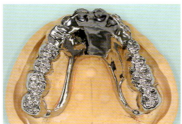
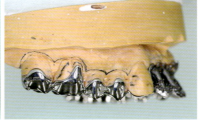

図 3-1-16　キャップクラスプの厚みをパターンレジンで回復して排列する

図 3-1-17　上顎フレームワーク．完成したコバルトクロム合金フレームワーク．最後方臼歯のキャップクラスプ遠心部はサベイラインを越えてアンダーカット内に設定し，前方への回転沈下を防止する

③下顎義歯の製作

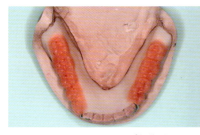
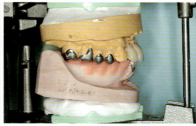
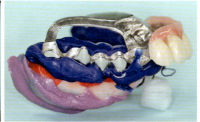

図 3-1-18　下顎はクラスプ製作後に人工歯を模したテーブルを付与した FBI トレーを製作する．完成した上顎義歯を装着した状態で FGP 描記後，粘膜支持を増強するため欠損部の咬合印象を一塊として採得する

④模型の改造と下顎ろう義歯の完成

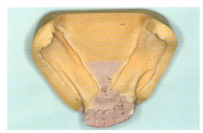
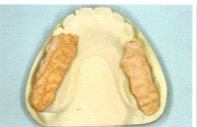
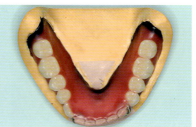

図 3-1-19　模型の改造後，FGP 描記によって得られた上顎の機能的運動路に調和するように人工歯を排列する

⑤新義歯の装着

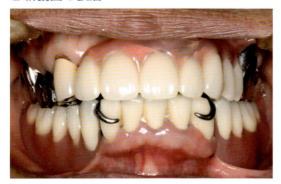

図 3-1-20　新義歯装着時

⑥新義歯の完成

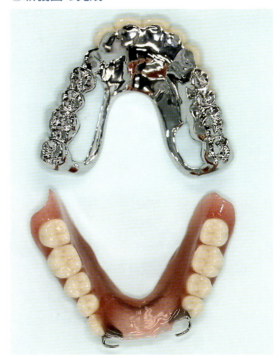

図 3-1-21　製作した上顎金属床義歯と下顎レジン床義歯．新義歯装着後，疼痛も消失し，咀嚼機能も向上した

設計の要点

旧義歯では前方の回転沈下に対して有効な抗回転設計がなされておらず，義歯の強度不足により頻回の破折を招いていた．

①上　顎

すべての残存歯に支台装置を設置し，強固な支持・把持・維持を期待することで矢状面回転の抑制を図った（図 3-1-21，22）．実際には多数の臼歯部残存歯の活用よりも前歯2本のコーピングが沈下防止にきわめて有効な処置だったと考えられる．

上下顎のどちらか一方を金属咬合面として連続させることで咬合の安定化が図れる．本症例では上顎を二重構造フレームワークを用いた金属構造義歯とすることで，義歯の変形・破損を防止するとともに高い剛性を付与し，咬合圧配分を均等化させた．

②下　顎

2|3 にキャストクラスプを設計した．遊離端に移行するクラスプ基部とレジンの境界から破折が起こりやすいため舌側はレジンアップとした．補強線を挿入することで若干の破折防止を図った（図 3-1-21，22）．

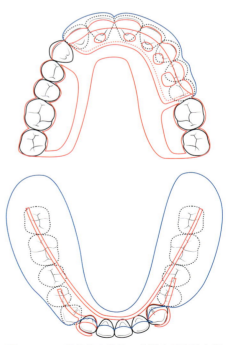

図 3-1-22　新義歯の設計．上顎金属床は欠損部をメタルバッキングとし，維持格子と連結した金属二重構造とした．下顎は前歯部顎堤の傾斜が緩いことからレジンアップとした．少しでも把持力を増加させるためキャストクラスプを設計した

2 左右すれ違い咬合

左右すれ違い咬合の特徴

①残存歯に対向する顎堤の吸収が著明である（図3-2-1）．
②残存歯が挺出し，咬合平面が乱れていることが多い．
③挺出した残存歯の彎曲にほぼ一致するように顎堤が吸収している．
④義歯の動揺を制御することが難しい．
⑤回転沈下・回転離脱が起こりやすいため，最大限の歯根膜支持と粘膜支持を得る必要がある．
⑥上顎義歯の前頭面回転に対抗するためには，支台装置の頰舌的な把持と維持を付与する設計が重要である．

左右すれ違い咬合の問題点とその対応

■問題点
①主に前頭面回転を起こす（図3-2-2）．
②支台歯間線は多角形化できないため，義歯の回転の抑制が困難である．
③粘膜支持の要素が大きい傾向にある．
④レストによるすれ違いの阻止が困難で，延長レストによる効果も期待できない．
⑤維持力が早期に低下しやすく，顎堤の吸収により咬合平面が傾斜しやすい．
⑥咬合床は完成義歯と同様の動きを示すため，咬合採得時には咬合床の動きを最小にする配慮が必要となる．

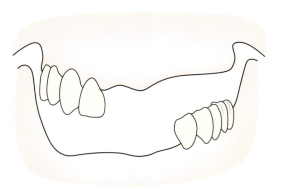

図3-2-1 左右すれ違い咬合の模式図

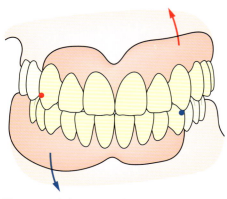

図3-2-2 左右すれ違い咬合では主に前頭面回転を起こす

3章 すれ違い咬合の治療方針と設計指針

■対　応

①すべての残存歯に歯根膜支持・把持・維持を求める.

②支台装置の抗回転機能のみでは義歯の動揺を抑制できないため，歯根膜支持に加えて義歯床基底面および筋圧面による維持・支持・安定を積極的に活用する．このため，床面積をできるだけ大きくする.

③咬合圧の適切な配分を行うため，機能印象を行う.

④咬合床にはレストやクラスプを付与し，できる限り咬合床が動かないように配慮する.

⑤残存歯の挺出の程度と顎堤吸収量は相似しており，適切な咬合平面を口腔内の視診から判断しにくい．このためシリコーンゴム印象材のパテを用いて簡易咬合採得を行った後，プラスターレス咬合器に装着して咬合床を製作することにより，咬合採得の作業がスムーズになる.

⑥骨量が十分ある場合には，対向の残存歯からの咬合力を受ける顎堤粘膜部にインプラントを埋入し，回転を防止する.

---

case 3 …… 金属床義歯で咬合平面の傾斜を改善した症例

患　者：77歳，男性

主　訴：上下顎義歯の維持不良と咬合平面の傾斜による審美不良

残存歯：
	2345
76543	

歯科的既往歴：2015年，欠損部にレジン床義歯が装着された．ほとんどの残存歯に歯肉退縮や根面カリエスが認められる．‾2‾，‾3‾の動揺度は2〜3度であるが，他の残存歯は0〜1度で（図3-2-3），歯肉の発赤，炎症は軽度である．‾2345‾に対向する下顎臼歯部顎堤の吸収は著明である．上下顎ともワイヤークラスプを用いたレジン床義歯が装着されているが，破折修理を繰り返し行った形跡がある．人工歯の咬耗は高度で咬合平面は著しく傾斜し，咬合時には義歯の前頭面的な回転変位が認められる（図3-2-4，5）.

本症例における問題点とその対応・治療方針

　動揺度の著しい‾2‾，‾3‾は抜歯する．残存歯はほとんど歯髄処置が行われていない健全歯あるいは修復歯であるため（図3-2-6），咬合位および咬合平面の修正は歯冠補綴ではなく，歯冠形態の削合と咬合挙上を行うこととし，治療用義歯の製作を行う．最終義歯は，義歯の破損や人工歯の咬耗が著しい上顎のみを金属床義歯とし，下顎は経済的理由からレジン床の治療用義歯をそのまま使用する.

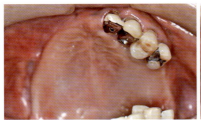
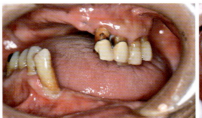
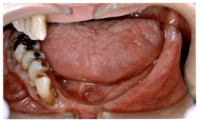

図 3-2-3　初診時の口腔内所見．ほとんどの残存歯に歯肉退縮や根面カリエスが認められる

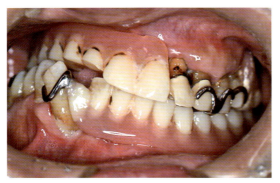

図 3-2-4　義歯装着時．人工歯は咬耗し，咬合平面は著しく傾斜している

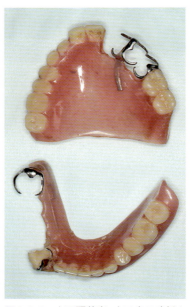

図 3-2-5　上下顎義歯．人工歯の咬耗や義歯修理を行った形跡がある

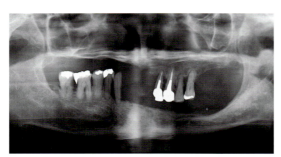

図 3-2-6　初診時のパノラマ X 線写真

治療経過

①治療用義歯の製作

　前処置終了後，個人トレーとコンパウンドを用いて，残存歯部と粘膜部の印象採得を行った．同日にシリコーンパテを用いた簡易咬合採得を行い（図 3-2-7），プラスターレス咬合器に装着した．咬合平面の傾斜が修正できるように咬合床を製作し，咬合挙上を行った（図 3-2-8）．人工歯排列後，さらに歯冠形態の修正が必要な部位はろう義歯試適時に削合した（図 3-2-9）．

　義歯装着（図 3-2-10）から約 6 か月後，義歯の破折（矢印）と人工歯の咬耗が認められた（図 3-2-11）．義歯は前頭面的な相互回転変位が生じ，咬合平面が再び傾斜してきたため，上顎のみ金属床義歯を製作した．

3章 すれ違い咬合の治療方針と設計指針

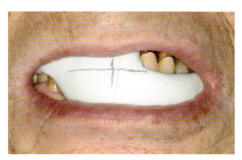

図 3-2-7 シリコーンパテを咬ませ，基準線を記入し，簡易咬合採得を行う

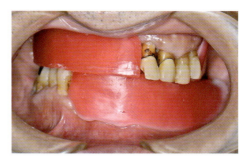

図 3-2-8 簡易咬合採得を行っておくと咬合採得が容易となる．下顎安静位を参考に咬合挙上を行う

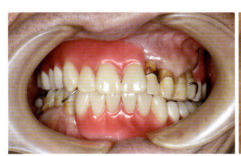
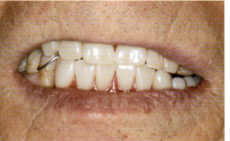

図 3-2-9 ろう義歯試適時に床縁の長さ，形態，咬合接触状態，咬合平面を確認する

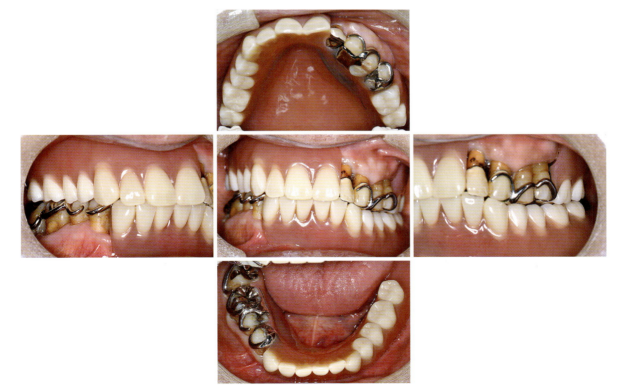

図 3-2-10 レジン床の治療用義歯装着

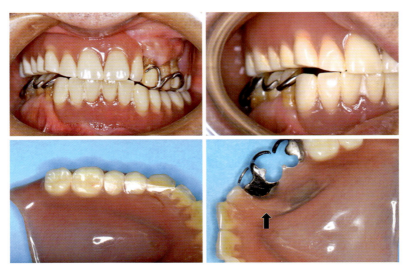

図 3-2-11 レジン床義歯装着 6 か月後. 義歯の破折（矢印）と人工歯の咬耗がみられる

②複製義歯による金属床義歯の製作

レジン床義歯は機能的，審美的に問題がなく，生体機能に順応していたため，治療用義歯を複製し，機能的咬合印象（FBIテクニック）を行った（図 3-2-12〜16）．

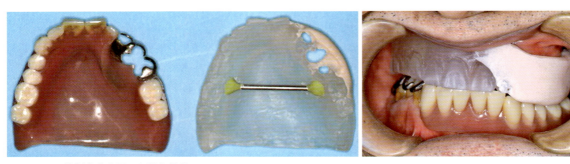

図 3-2-12 複製義歯を用いた印象採得

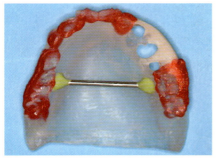

図 3-2-13 常温重合レジンを用いて FGP を描記する

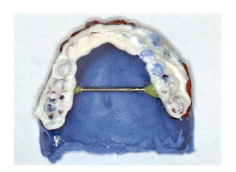

図 3-2-14 咬合印象後，対合歯の解剖学的印象を行う

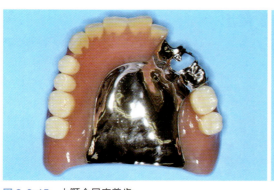 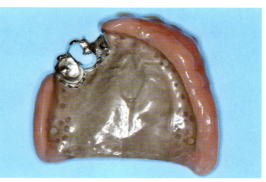

図 3-2-15　上顎金属床義歯

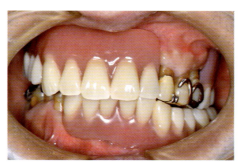

図 3-2-16　上顎金属床義歯装着時

設計の要点

　左右すれ違い咬合は前後すれ違い咬合と異なり，遠隔すれ違い状態であることが多く，支台歯に十分な抗回転能を求めることが困難で，粘膜支持傾向が強くなる．そこで上顎義歯は残存歯による支持に加え，口蓋を全面被覆し粘膜支持の増強を図った（図 3-2-17）．支台装置は咬合平面の乱れ，調節の容易さに配慮し，咬合面レストを付与したキャストクラスプを選択した．

　本症例はクレンチング，ブラキシズムなどの悪習癖により，レジン床義歯装着後，短期間で義歯の前頭面回転が生じた難症例である．今後も義歯の回転変位が予想されるため，義歯床粘膜面はリラインしやすいよう全面レジン型とし，人工歯は咬合面再構成がしやすい硬質レジン歯を選択し，変化への対応を配慮した設計とした．

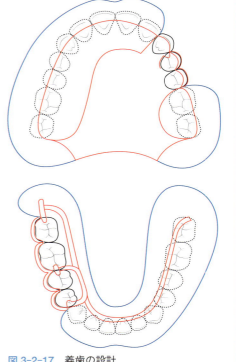

図 3-2-17　義歯の設計

case 4 ……インプラントパーシャルデンチャー（IRPD）で対処した症例

患　者：74歳，男性
主　訴：義歯不適合
残存歯：$\dfrac{|23}{765432|}$　（ 7| インプラント）

歯科的既往歴：2010年に義歯不適合による食事中の疼痛を主訴に来院した．4年前に製作した金属床義歯を使用していたが，左右すれ違い咬合であり，咬合平面の傾斜が認められ，審美不良となっていた．使用中の義歯は人工歯に陶歯を使用していたが，チッピングも散見され咬合力は強いことが予想された．上顎中切歯は以前に人工歯が脱離したためレジン歯に置換されていた．上顎義歯は口蓋をすべて被覆し粘膜支持を高めており，残存歯にはミリングも施されていた．下顎義歯は複数のエーカースクラスプが設置されていたが，残存歯の状況から咬合面レストは直線的な配置となっていた．すれ違い咬合特有の相互回転変位が認められ，上顎右側と下顎左側の遊離端欠損部頬側に褥瘡性潰瘍が生じていた．調整を繰り返したが短期間で疼痛が発現するため新義歯製作を希望している（図3-2-18〜21）．

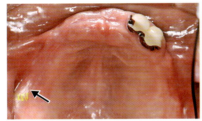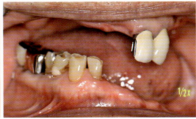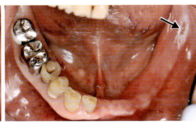

図3-2-18　初診時口腔内所見．左右すれ違い咬合．上顎右側と下顎左側遊離端欠損部頬側に褥瘡性潰瘍が認められる（→）

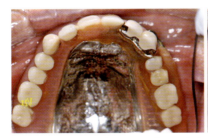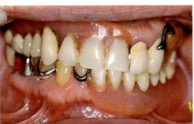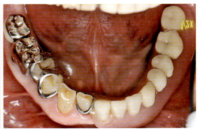

図3-2-19　義歯装着時．人工歯には陶歯が使用されている．5| はチッピング，1| には人工歯脱離の修理が確認できる

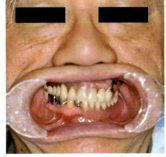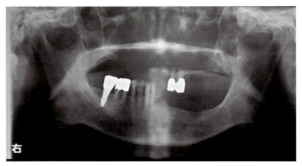

図3-2-20　顔面正中に対して，咬合平面は傾斜している

図3-2-21　初診時のパノラマX線写真．欠損部顎堤も傾斜している

本症例における問題点とその対応・治療方針

①相互回転変位

　左右すれ違い咬合特有の前頭面回転が認められる．上下顎それぞれの回転軸は歯列弓上で重なり合うことがなく，回転軸の中心から力の作用点までの距離も長い．残存歯は直線的に排列されており，支台歯のみでは効果的な抗回転能を求めることができない．上顎では口蓋を被覆し粘膜支持も最大限に得る設計とするが，従来の義歯設計の工夫のみでは根本的な解決法とはならないため，欠損部にインプラントを埋入し，支台歯間線の多角形化によりすれ違いを回避するほうが効果的である．欠損部に埋入した複数のインプラントにバーアタッチメントを設計し，義歯の安定を図る．

②回転離脱

　左右すれ違い咬合では欠損部の浮上も生じやすいため，欠損部に埋入したインプラントに装着したバーアタッチメントのクリップにより発現する維持力で回転離脱を防止する．一般的には支台装置の舌側アンダーカットを活用することが必要となる．本症例でも下顎に連続キャップクラスプを設計し，舌側のアンダーカットを利用する．

③大連結子

　左右すれ違い咬合は強い粘膜支持が必要なため，リラインやリモールディングの適応が有効であり，義歯床基底面は全面レジン型とすることが多い．しかし，本症例ではインプラントによる支持が得られるため，装着感を優先して金属口蓋床とした．下顎の大連結子は支台歯への歯周病学的配慮と舌側のアンダーカットの有効利用を目的にリンガルバーを設計する．

治療経過

①インプラント埋入位置の検討

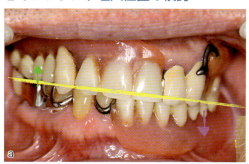

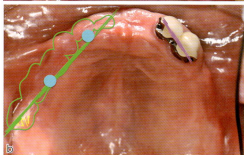
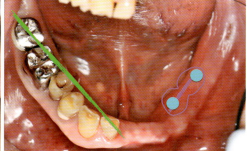

図 3-2-22　a：咬合平面は大きく傾斜している．
b：残存歯による支台歯間線と回転軸はほぼ一致している．対顎からの咬合力に対して効果的な支持力を発揮する位置かつ支台間線を多角化し，義歯の回転モーメントを小さくできる位置を模索する．加えて，義歯形態をした CT 用ステントをもとにアタッチメントを配置するのに十分なスペースを有し，かつ骨量のある埋入位置を選択する．バーアタッチメントを予定して上下顎それぞれ 2 か所（●）に埋入位置を決定した

②インプラント埋入手術

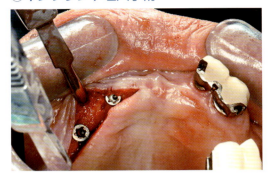

図3-2-23 CT用ステントを加工し，サージカルステントとした

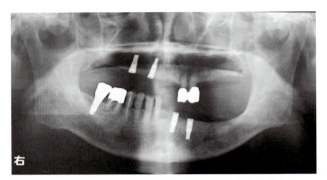

図3-2-24 埋入手術後のパノラマX線写真．残存歯に対咬するように，計画通りの埋入が確認できる

③咬合器装着

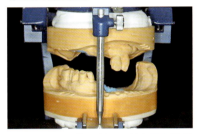

図3-2-25 通法に従って精密印象採得と咬合採得を行い作業用模型を製作，咬合器に装着した

④ろう義歯の製作

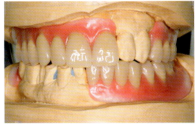
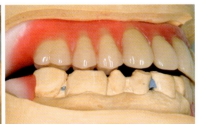

図3-2-26 下顎金属床義歯の支台装置にキャップクラスプを予定しているので，その分のクリアランスを確保しておく．左右すれ違い咬合では残存歯の挺出を伴っていることも多い．キャップクラスプの設置によって咬合平面を乱さないように咬合平面の設定には十分注意する

⑤上顎金属二重構造義歯の製作

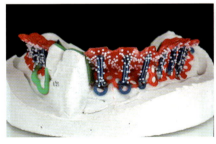
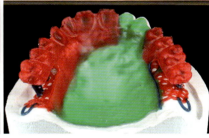

図3-2-27 耐摩耗性と剛性に優れた金属二重構造義歯のワックスアップ．より緊密な咬合を得るために片顎ずつ製作することとし，本症例では上顎を先に製作する．ろう義歯試適後にフレームワークの製作設計を行う

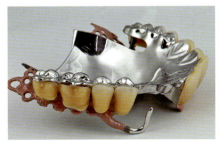
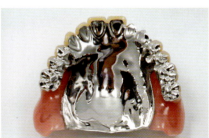

図3-2-28 完成した上顎金属二重構造義歯．バーアタッチメントを装着するスペースを十分に確保する．クリップは口腔内で義歯に装着する

⑥下顎金属床義歯の製作

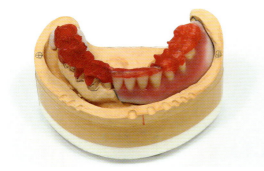
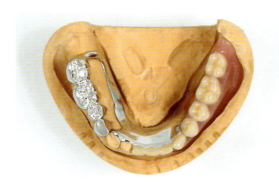

図 3-2-29 完成した上顎義歯を装着した状態で下顎義歯のFGPを描記する．ろう義歯を応用したトレーを用い，口腔内で描記したFGP

図 3-2-30 完成した下顎義歯．支台装置にはキャップクラスプが設計されている

⑦コンポジットレジンによる歯冠形態の修正

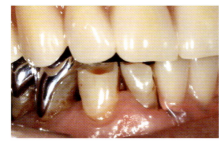
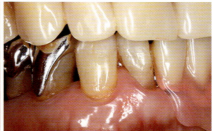

図 3-2-31 咬耗した 32 の歯冠形態を修復し，側方のガイドにも参加させる

⑧最終義歯の装着

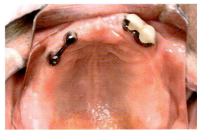
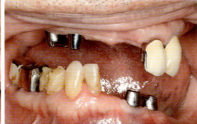
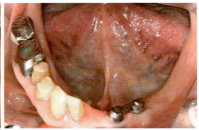

図 3-2-32 インプラントにバーアタッチメントを装着する

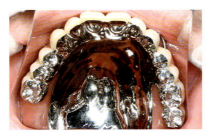
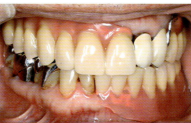
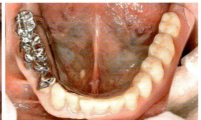

図 3-2-33 最終義歯装着時．疼痛なく食事ができるようになり高い満足が得られた．傾斜していた咬合平面も改善している．現在，装着から4年経過しているが一度もリラインすることなく良好な適合が維持されている

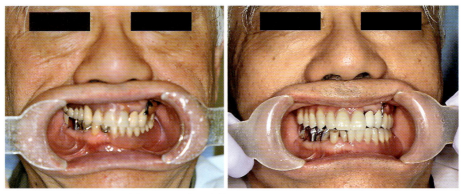

図 3-2-34　顔貌に対する咬合平面の傾斜も改善された

> **設計の要点**

　左右すれ違い咬合に対して，義歯の構成要素のみで十分な抗回転能を付与することはきわめて困難である．本症例では上下顎にインプラントを埋入して，すれ違い状態を回避した（図 3-2-32）．インプラントは高い抗回転効果を発揮するが，過剰な負担を避けるため，義歯自体の抗回転設計にも配慮する．

①上　顎

　粘膜支持による抗回転への期待と，少ない残存歯への負担軽減の観点から，口蓋をすべて被覆する形態とした．装着感を重視して金属口蓋床とし，義歯の剛性と耐摩耗性を重視しコバルトクロム合金による二重構造フレームワークを選択した．クリアランスが十分にあることから，どのアタッチメントも応用できたが，点ではなく線で力を負担しようと考え，バーアタッチメントを選択し，|3 にはIバークラスプを設計した（図 3-2-35）．

②下　顎

　残存している４本の臼歯部に連続キャップクラスプを設計した．回転変位が抑制できていれば咬合面を完全被覆するレストの抗沈下作用は高い．歯頸部の開放と舌側アンダーカットの利用のためリンガルバーを設計した．右側臼歯のキャップクラスプに対しては残存歯に金属修復があったので了解が得られたが，左側臼歯部の金属歯には同意が得られなかった．しかし，インプラント上部は破損しやすいためメタルバッキングを延長して強度を確保した（図 3-2-35）．

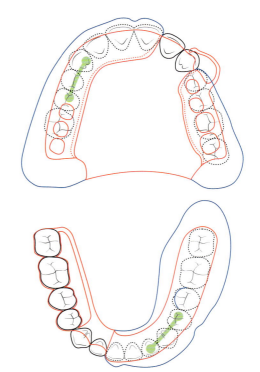

図 3-2-35　義歯の設計

3 複合すれ違い咬合

複合すれ違い咬合の特徴

①前後すれ違い咬合および左右すれ違い咬合の特徴を有する．
　残存歯の分布状態で前後すれ違い咬合の傾向を示すか，左右すれ違い咬合の傾向を示すかが決まる．特に左右すれ違い咬合の要素が大きい症例は，より難症例が多く，治療方針は左右すれ違い咬合に準じる．
②残存歯に対向する顎堤の吸収が著明である（図 3-3-1）．
③残存歯が挺出し，咬合平面が乱れていることが多い．
④顎堤の吸収状態は挺出した残存歯の彎曲にほぼ一致する．

複合すれ違い咬合の問題点とその対応

■問題点

①矢状面および前頭面回転を起こす（図 3-3-2）．
②残存歯の位置によっては，片顎の支台歯間線は多角形化できないことが多く，その場合は義歯の回転の抑制が困難である．
③残存歯の位置によってはレストによるすれ違いの阻止ができない．
④左右すれ違いの傾向が大きい場合は，維持力が早期に低下しやすく，咬合平面が傾斜しやすい．前後すれ違いの傾向が大きい場合は，義歯の破折などが生じやすい．
⑤咬合床は完成義歯と同様の動きを示すため，咬合採得時には咬合床の動きを最小にする配慮が必要となる．

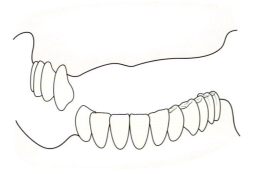

図 3-3-1　複合すれ違い咬合（左右すれ違いの傾向が大きい症例）の模式図

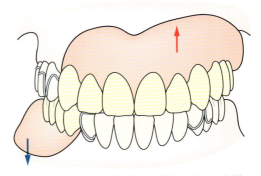

図 3-3-2　左右すれ違い咬合の傾向が大きい症例では主に前頭面回転を起こす

■対　応

①すべての残存歯に歯根膜支持・把持・維持を求める．
②支台装置の抗回転機能のみでは義歯の動揺を抑制できないため，歯根膜支持に加えて義歯床基底面および筋圧面による維持・支持・安定を積極的に活用する．このため，床面積をできるだけ大きくする．
③咬合圧の適切な配分を行うため，機能印象を行う．
④咬合床にはレストやクラスプを付与し，できる限り咬合床が動かないように配慮する．
⑤残存歯の挺出の程度と顎堤の吸収は相対しており，口腔内の視診からは判断しにくい．このためシリコーンゴム印象材のパテを用いて簡易咬合採得を行った後，プラスターレス咬合器に装着して咬合床を製作すると，咬合採得の作業がスムーズになる．
⑥骨量が十分にある場合には，対向の残存歯から咬合力を受ける顎堤粘膜部にインプラントを埋入し，回転を防止する．

case 5 …… レジン床義歯で対処した症例

患　者：62歳，女性
主　訴：咬みにくい
残存歯： 7654　　｜
　　　　　　321｜1234567

歯科的既往歴：2006年に 21｜2 の抜歯を行い，2007年にレジン床義歯を製作した．その後，定期的に歯周治療を受けていたが，2012年に 3｜ が抜歯となり，現在の欠損状態となった．2013年にレジン床義歯を製作したが，人工歯の咬耗により最近咬みにくくなってきた．他に症状はない．

　装着されているレジン床義歯は人工歯の咬耗が進んでおり，咬合高径の低下が推測される．咬合平面の傾斜が認められ，審美的に不良となっている．上顎には大きな口蓋隆起があるため，床形態はホースシュータイプで，残存歯による歯根膜支持は得られているが，圧痕と粘膜の発赤が認めら

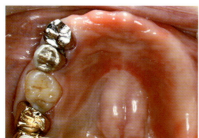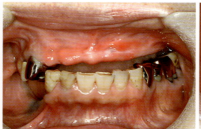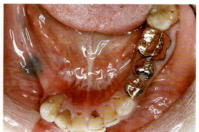

図3-3-3　初診時口腔内所見．4｜ と 3｜ との距離は比較的大きい．正面からみると，咬合平面はやや傾斜している

れる.

　約5年間使用されている義歯には破折修理やリラインは行われておらず，現在疼痛などの症状はないが，患者は義歯新製にあたって審美的な改善も希望している（図3-3-3，4）.

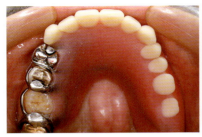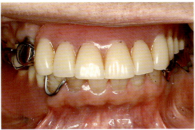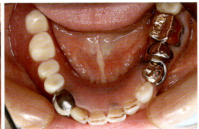

図3-3-4　義歯装着時．上顎臼歯部の咬耗は特に顕著であり，残存している上下顎臼歯部は挺出傾向にある

本症例における問題点とその対応・治療方針

①歯根膜支持および維持

　上顎は支台歯間線が1軸になるため，残存歯のすべてにレストおよびクラスプを設置する．レストの効果を最大限に活かすために，レストシートの形成を確実に行う．レジン床義歯であることから舌側はレジンアップにより，できるだけ把持を得る．

　本来は，4̄ と 3̄ に設置したレストを延長させ，咬合させることによってすれ違いの防止を図りたいが，この2歯間の距離が大きく本症例では断念せざるを得ない．しかし，旧義歯の状態で維持力に問題がなく，顎堤の疼痛もないことから旧義歯に準じた設計とする．

②粘膜支持

　すれ違い咬合では粘膜支持も最大限に利用したいが，本症例には大きな口蓋隆起が存在し，床を口蓋後縁まで延長しても口蓋隆起部のリリーフにより粘膜支持の向上は大きく望めない．粘膜支持の増強が期待できないため，異物感の観点から床形態はホースシュータイプとする．しかし，本症例の咬合力は大きいと推測され，義歯床下粘膜の発赤もみられることから不安が残る．

③咬合採得

　咬合採得を円滑に行うために，簡易咬合採得を行って咬合床を製作する．咬合床にはクラスプを付与し，咬合採得時の咬合床の動揺をできるだけ少なくする．

治療経過

①前処置・印象採得

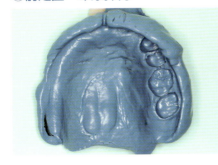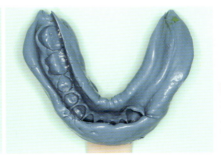

図3-3-5　レストシートおよびガイドプレーンの形成後に，個人トレーを用いて筋圧形成を行い，シリコーンゴム印象材による加圧印象を行った

②簡易咬合採得

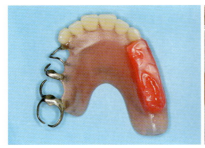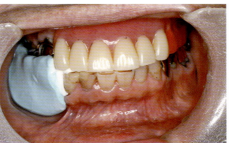

図3-3-6 印象採得時に，シリコーンパテを用いて簡易咬合採得を行った．ワックスを旧義歯咬合面に付与し，咬合挙上量を確保する

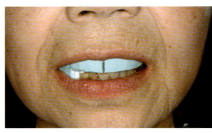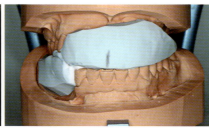

図3-3-7 シリコーンパテによる咬合採得後，切縁を上顎人工歯の排列位置にトリミングし，正中線を記入する．プラスターレス咬合器に装着し，咬合床製作の参考とする

③咬合採得

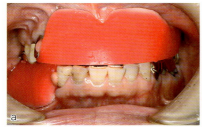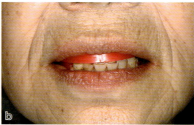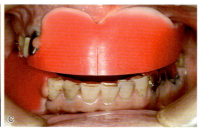

図3-3-8 a：簡易咬合採得を行った後に製作した咬合床．b：aの咬合床を装着した口腔内．咬合床にはレジンのアームやレスト，クラスプなどを付与し，口腔内での安定を確保する．咬合採得時には，顎間関係の決定とともに，できるだけ咬合平面が傾斜しないように留意し，さらに修正を加えた．c：通法に従い製作した咬合床．通法に従い模型上で製作した咬合床では，前歯部が咬んでおらず修正に時間がかかる

④ろう義歯の製作

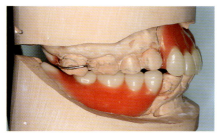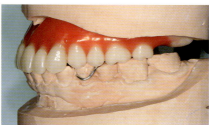

図3-3-9 左側は残存歯の挺出により，咬合平面はわずかに傾斜している．垂直的顎間関係の制約からこれ以上の咬合平面の修正は行わず，前歯部は水平になるよう排列した

⑤ろう義歯の試適

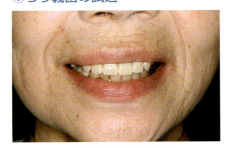

図 3-3-10　ろう義歯試適時の顔貌

⑥新義歯の装着

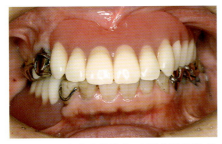

図 3-3-11　新義歯装着時．新義歯装着後，粘膜の発赤は消失傾向にある

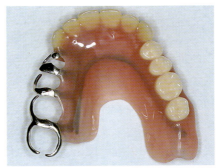
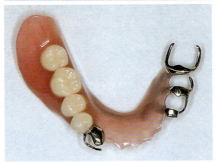

図 3-3-12　製作した上下顎レジン床義歯

設計の要点

　旧義歯は約5年前に当科で製作したものであり，破折やリラインを行うこともなく今回に至っている．主訴は人工歯の咬耗により咀嚼しにくくなったとのことで，義歯の設計に大きな変更は加えなかった．人工歯の咬耗により咬合高径は低下していると考えられ，その分の咬合挙上を行った．

①上　顎

　すべての残存歯に支台装置を設計し，床は口蓋隆起を避けた形態とした．支台装置の鉤脚は破折線の起点となりやすいので，すべての支台装置は一体化し，補強線とろう着した．欠損に隣接している 4| には近遠心にレストを設置し，支台歯の負担を軽減するとともに，遊離端部の沈下に抵抗するよう配慮した（図 3-3-13）．

②下　顎

　欠損に隣接している |3 には切縁レスト付きワイヤークラスプを設計した．|34 間にフックを，|45 に双子鉤，|6 にエーカースクラスプを設計した．左側の支台装置の鉤脚は連結し，補強線とろう着した（図 3-3-13）．現在市販されているステンレス鋼の補強線は比較的軟らかいため，本症例では強度を求めて補強線にコバルトクロム合金製の屈曲リンガルバーを使用した．

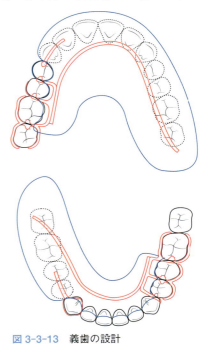

図 3-3-13　義歯の設計

case 6 …… クラスプ義歯から内冠付きキャップクラスプ義歯に変更した症例

患　者：60歳，女性
主　訴：上顎前歯部の動揺による咀嚼困難
残存歯： 7654321｜123　　7
　　　　　　　　4321｜12345 7　（ 4｜ コーピング）
歯科的既往歴：1988年に義歯が装着された．上顎前歯部の動揺は約1年前から自覚していたが，そのまま放置されており，｜21｜12 7 の動揺度は2〜3度である（図3-3-14）．

　義歯にはレジン歯が使用されており，咬耗が認められる．上顎前歯部の口蓋側を走行するバッキング状の大連結子により咬合が挙上されている（図3-3-15）．また，臼歯部での咬合支持部位は｜7 ，｜7 のみである．患者は異物感軽減のために口蓋部の被覆は極力避けてほしいと要望している．

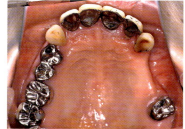 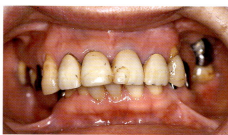 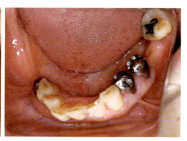

図 3-3-14　初診時口腔内所見．過蓋咬合で，咬合支持は前歯部と｜7 ，｜7 のみである．3｜34 は舌側に傾斜している．4｜ にはメタルコーピングが装着されている

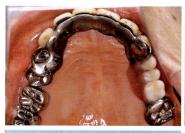 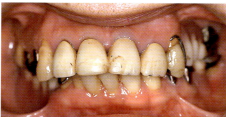 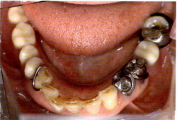

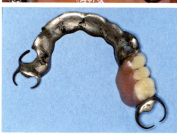 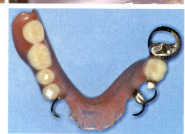

図 3-3-15　旧義歯装着時．使用中の上顎義歯は，直接支台装置と間接支台装置が前歯部口蓋側を走行する大連結子により一体化している．義歯装着により，前歯部で約2mm咬合が挙上されていた

本症例における問題点とその対応・治療方針

残存歯は上顎11歯，下顎10歯の合計21歯と比較的多数であるが，臼歯部での咬合支持が1か所のみであったため，上顎前歯部は負担過重により動揺が発現したと考えられる．

上顎残存歯の歯冠・歯根比の改善および歯根膜支持を最大限得るために，上顎はパーシャルオーバーデンチャーとする．

治療経過

①暫間義歯

上顎の前歯部および|7 は歯冠補綴装置を除去し，残根形態とした（図 3-3-16）．残根歯の予後に不安があるため暫間義歯とした．3| は審美性を考慮してキャストハーフクラスプ，54| には双子鉤を設計し，破折防止のために補強線を埋入したレジン床によるパーシャルオーバーデンチャーを装着した（図 3-3-17）．

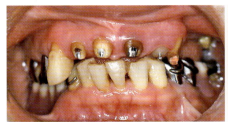
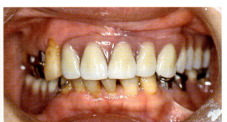
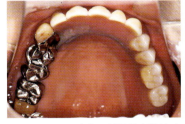

図 3-3-16 口腔内と暫間義歯装着時．21|123 7 の歯冠補綴装置を除去したところ，咬合接触は 3| のみとなった．下顎前歯部は口蓋粘膜に咬み込むため，咬合挙上を行い義歯を装着した

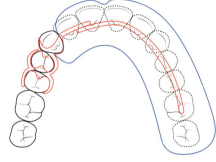

図 3-3-17 上顎義歯の設計

②最終義歯

約1年間の経過観察中，|7 は動揺度3度により抜歯に至ったが，他の残存歯の予後は良好と思われたため，最終義歯へと移行した．上顎は金属床義歯を，下顎は経済的理由からレジン床義歯を選択した（図 3-3-18）．2+2 にメタルコーピング，3| は OPA アタッチメントを装着した．上顎義歯は維持および把持機能を高めるため，間接支台装置を 7| にも設置した．また，遊離端部の離脱に抵抗するため，支台装置は頰舌両側に維持腕をもつエーカースクラスプと双子鉤を設計した．左右すれ違い咬合に準じて最大限の粘膜支持を得るためには口蓋を被覆することが望ましいが，コーピングによる歯根膜支持があるため，また，患者の強い要望により，口蓋を開放したホースシュータイプとした．なお，前歯部は破折防止のためメタルバッキングを行った．

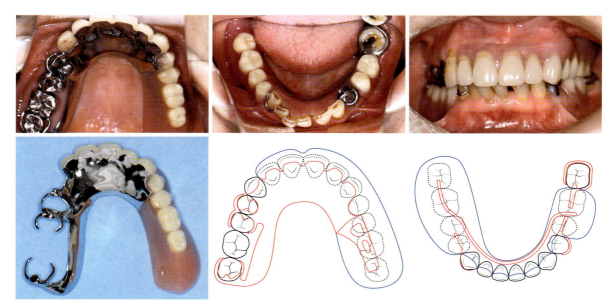

図 3-3-18 上顎金属床義歯と下顎レジン床義歯装着時および義歯設計

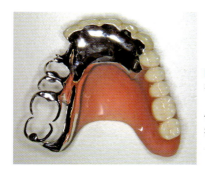

図 3-3-19 義歯装着から4年後，粘膜支持を最大限活用するため，口蓋床を追加し，右側小臼歯，大臼歯すべてに維持，把持を求めるためにクラスプをレーザー溶接にて追加し，再適合を図った

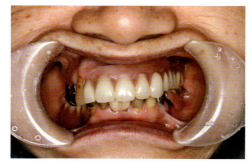

図 3-3-20 義歯の回転変位による咬合平面の傾斜

　下顎レジン床義歯は $\overline{4|}$ にコーピングによる支持が，左側は中間欠損部による把持効果があるため通常の義歯設計とした．

③義歯のリフォーム
　義歯装着から4年後の2008年，上顎義歯の回転沈下によりクラスプが浮上し，不適合となったため，上顎義歯のリフォームを行った（図 3-3-19）．

④キャップクラスプ義歯の新製
　リフォームから8年，$\dfrac{2+3}{4}$ 抜歯，$\overline{1|1}$ レジンコーピングなどの処置を経て，咬合平面の傾斜による審美障害を主訴に来院したため（図 3-3-20），上下顎金属床義歯を新製することとした．義歯製作は最初に下顎義歯を装着し，咬合平面の設定を行った後に，上顎義歯の製作を行った（図 3-3-21〜24）．

設計の要点

①上　顎
　従来のクラスプ義歯では義歯の回転沈下を防ぐような強い支持・把持・維持を得るのは困難と判

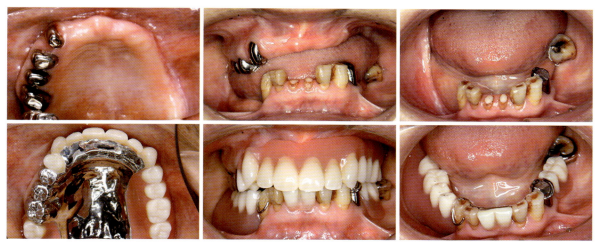

図3-3-21 2017年の口腔内と義歯装着時. 上顎残存歯はキャップクラスプの内冠を装着した

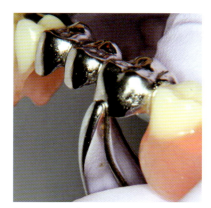

図3-3-22 プライヤーによるキャップクラスプの維持力の調整

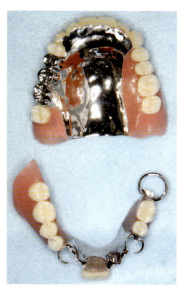

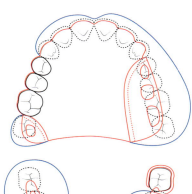

図3-3-23 新製したキャップクラスプ義歯

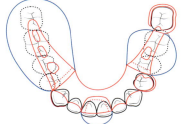

図3-3-24 義歯の設計

断し，残存歯はすべて内冠付きキャップクラスプとした（図3-3-21）．通常のオーバーデンチャーやコーヌステレスコープも適用と考えられるが，複合すれ違い咬合となった本症例には，最大限の把持を有するとともに維持力の調整が容易なキャップクラスプを選択した（図3-3-22〜24）．

② 下　顎

　下顎は歯冠形態を保持したまま強固な支持を得るため ３｜ にシンギュラムレストを付与したうえで，リンガルプレートの金属床義歯を製作した（図3-3-24）．

　2000年から17年間で上下顎義歯の新製，リフォームを繰り返した症例である．特に上顎前歯部の残存歯を喪失してから，義歯の回転変位が加速度的に発現するようになった．左右すれ違い咬合や複合すれ違い咬合では，前頭面回転により，顎堤の吸収，咬合平面の傾斜，審美不良を避けることは通常のクラスプ義歯では困難である．インプラントの活用やオーバーデンチャーへの移行が有効と考えられる．

case 7 …… オーバーレイ化し義歯の脱落を防止した症例

患　者：84歳，女性
主　訴：上顎義歯の維持・安定不良による脱落
残存歯：$\frac{65432}{21|12367}$　（ 2| は残根）
歯科的既往症：上顎は残根状の 2| を含め右側に5歯，下顎には前歯5歯と |67 の7歯が残存する複合すれ違い咬合である（図3-3-25）．約3年前に当科にて上下顎に金属床義歯を装着したが，5か月前から上顎義歯の維持・安定不良による脱落を主訴に再来院した（図3-3-26, 27）．|6 は歯根破折しているが，患者は抜歯を希望していない．以前に心臓疾患を患ったこと以外に全身的に特記すべき事項はない．

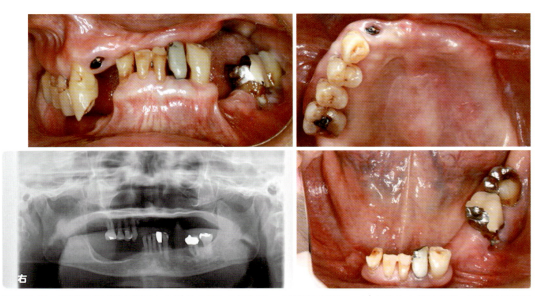

図3-3-25　初診時の口腔内写真およびパノラマX線写真．上顎は残根状の 2| を含め右側に5歯，下顎には前歯5歯と |67 の7歯が残存する複合すれ違い咬合である

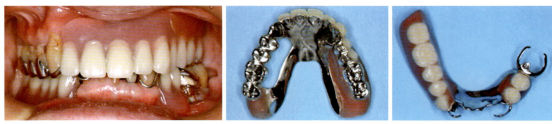

図3-3-26　約3年前に装着された上下顎金属床義歯．上顎義歯の維持・安定不良による脱落を主訴に再来院した

本症例における問題点とその対応・治療方針

すれ違い咬合特有の相互回転変位により，上顎義歯が脱落しやすくなっていたが（図 3-3-27），現義歯の使用期間は短く，再製作はできるだけ回避したい．そこで，上顎義歯は義歯床面積の拡大とオーバーデンチャーへの改造を行い，維持・安定の回復を図る．

下顎は残存する前歯部の審美向上を強く希望していたこと，6⏋の増歯と7⏋へのクラスプ追加が必要なことから，やむをえず義歯を再製作することにした．

上下顎とも残存歯に対しては下記の方針を説明し，同意を得た．
① 2⏋残根は抜歯せずにレジンコーピングとして保存する．
②残存歯はエナメル質の範囲内で切削し，生活歯のままオーバーレイ化する．
③破折している6⏋近心根は抜去し，遠心根のみレジンコーピングとする．

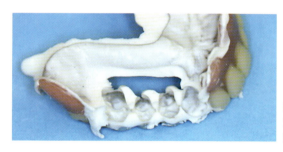

図 3-3-27　上顎義歯の適合試験結果．義歯の相互回転変位によりキャップクラスプは支台歯から浮き上がり，維持力を消失していた

治療経過

①上　顎

上顎はプレパレーションガイドをもとに，6543⏋をエナメル質内で形成し，特に54⏋の接触点部には鼓状隙を付与した（図 3-3-28）．2⏋をレジンコーピングとした後，上顎義歯の口蓋および残存歯の舌側開放部を常温重合レジンにて被覆し，使用中の義歯とシリコーンゴム印象材を用いて咬合印象を行った（図 3-3-29）．間接法にて，キャップクラスプ内面もレジンで再適合させるとともに，リベースを行ったところ十分な維持と把持の改善が得られた（図 3-3-30）．

②下　顎

一方，下顎も残存前歯をエナメル質内で形成し，⎿2 と 6⏌遠心根はレジンコーピングとし，使用中の義歯を用いて咬合面再構成と増歯修理を行った（図 3-3-31）．咬合挙上後も違和感を認めなかったことから，機能的咬合印象（FBI テクニック）を行い下顎義歯の再製作を行った．新義歯はコバ

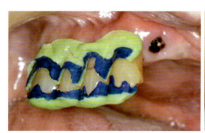
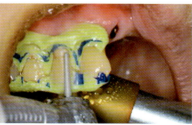
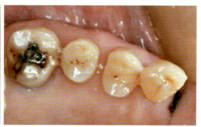

図 3-3-28　上顎はプレパレーションガイドをもとに，6543⏋をエナメル質内で形成し，特に54⏋は接触点部を形成し鼓状隙を付与した

ルトクロム合金フレームワークを用いて下顎前歯部を完全被覆し、欠損部は剛性の増大を意図しT字構造とした（図 3-3-32）.「7」には遠心面と頬側面のアンダーカットを利用し抗回転能を付与したキャップクラスプを設置した（図 3-3-33）.

上下顎とも切削した残存歯に冷水痛などの異常は認められないが、歯質にはレジンコーティングを施し二次カリエスの予防を図った（図 3-3-34）.

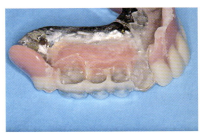
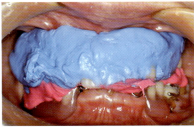
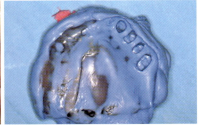

図 3-3-29　上顎義歯の口蓋および残存歯の舌側開放部を常温重合レジンにて被覆し、使用中の義歯とシリコーンゴム印象材を用いて咬合印象を行った

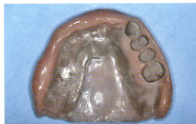
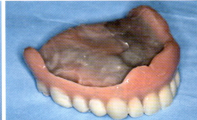
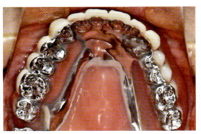

図 3-3-30　間接法にて、キャップクラスプ内面もレジンで再適合させるとともに、リベースを行ったところ、十分な維持の改善が得られた

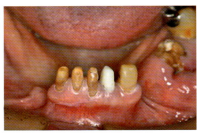
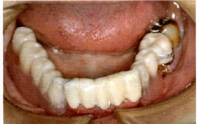
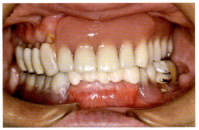

図 3-3-31　下顎も残存前歯をエナメル質内で形成し、「2」と「6」遠心根はレジンコーピングとし、使用中の義歯を用いて咬合面再構成と増歯修理を行った

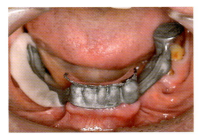
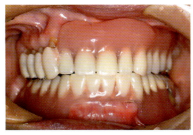
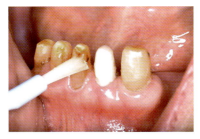

図 3-3-32　コバルトクロム合金フレームワークにより下顎前歯部を完全被覆し、欠損部は剛性の増大を意図しT字構造とした

図 3-3-33　「7」には遠心面と頬側面のアンダーカットを利用し、抗回転能を付与したキャップクラスプを設置した

図 3-3-34　上下顎とも切削した残存歯は冷水痛などの異常は認められなかったが、歯質にはレジンコーティングを施し二次カリエスの予防を図った

現在でも，すれ違い咬合治療の最終手段は抜歯をして全部床義歯にすることであり，このためオーバーレイ化する妥協的治療が行われている．すれ違い咬合では義歯の相互回転変位を完全に抑制できない以上，やむを得ない処置とも考えられるが，残存歯を抜髄し歯質のほとんどを切削する従来のメタルコーピングよりも，歯髄が縮小している高齢者においては，歯質の切削をエナメル質内にとどめてオーバーレイ化するほうが侵襲も最小限となり，将来的なトラブルも少ないと思われる．本症例では，少ない治療回数ですれ違い咬合の回転変位抑制を図ったところ，審美と義歯の維持安定の向上が得られた．

設計の要点

①上　顎

　義歯の回転変位によりキャップクラスプは支台歯から浮き上がり，維持力は完全に消失していた（図 3-3-27）．すれ違い咬合においては回転変位により支台歯に維持を求め続けることは困難なので，残存歯に最大限の把持を期待することとした．また粘膜支持を増強するため，口蓋部を全面被覆し義歯床面積を拡大した（図 3-3-35）．

②下　顎

　残存歯に最大限の把持を求め，前歯部の審美を改善するために，上顎同様にオーバーレイ化を図った．また，「7 には抗回転能を付与したキャップクラスプを装着した（図 3-3-35）．

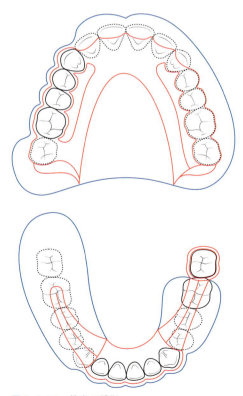

図 3-3-35　義歯の設計

CLINICAL HINTS

補強線とフレームワーク構造

　補強線の埋入位置は歯槽頂上・人工歯の直下が効果は高く，ステンレス鋼より屈曲リンガルバーやパラタルバーを使用するほうが補強効果は高い．

　補強線の埋入時は，アルミナサンドブラスト処理後にメタルプライマーを塗布して接着処理を行う．しかし，レジン床義歯では破折への対応には限界がある．

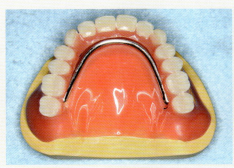
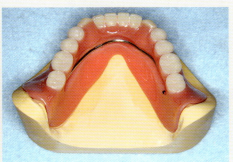

　義歯破折に有効なフレームワーク構造（二重構造）．前歯部は対合歯と金属部分で咬合させ（バッキング），維持格子と金属歯を支柱で連結している．

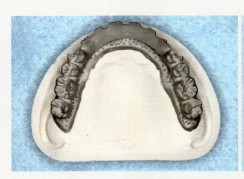
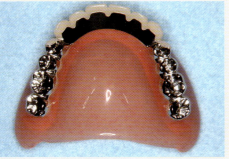

　コーピング部の補強はレジン床義歯では難しく，咬合高径が十分にある場合は補強線や鉤脚をコーピング上に設定し補強する．金属床義歯の場合は維持格子，バッキング，金属歯などで対応する．

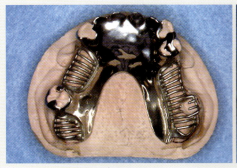
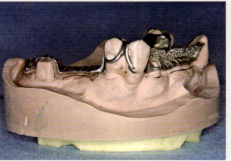

4 頰舌すれ違い咬合

頰舌すれ違い咬合の特徴

①上下顎歯列弓の大きさの著しい違いにより，上下顎に対合する歯が存在するにもかかわらず，残存歯同士が接触せず咬合支持が得にくい（図 3-4-1）．
②上顎残存歯の唇頰側への傾斜と下顎臼歯の舌側傾斜が認められることが多い．
③先天的な要因によるもの以外に，外傷や腫瘍などによる後天的なものがある．
④図 3-4-2 のように上顎前突傾向のある症例では，臼歯部の咬合支持を失ったことで前歯のフレアアウトを生じ，下顎残存歯が上顎口蓋粘膜に咬み込むことも多い．

頰舌すれ違い咬合の問題点とその対応

■問題点
①残存歯による咬合接触がほとんどなく，咬合支持が失われている．
②多くの症例が低位咬合状態であり，デンチャースペースが不足している．
③歯軸の頰舌方向への傾斜と挺出を伴うことが多く，咬合平面が乱れている．

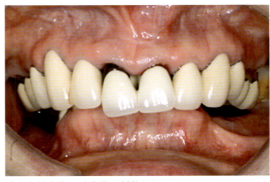
咬合支持を失い咬合位は低位となる

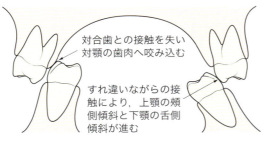
図 3-4-1 頰舌すれ違い咬合の模式図

対合歯との接触を失い対顎の歯肉へ咬み込む
すれ違いながらの接触により，上顎の頰側傾斜と下顎の舌側傾斜が進む

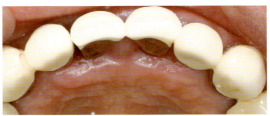
対顎顎堤への咬み込み
図 3-4-2 頰舌すれ違い咬合の一例

■対　応

　頬舌すれ違い咬合では，咬合接触はほぼ失われているものの残存歯同士は近接している．いわば多数の近接すれ違い状態とも考えられる．したがって，歯軸の改善やレストを中心とした義歯構成要素を介在させることにより，咬合接触を獲得して歯根膜支持を確保することが重要である．

①矯正治療が可能ならば歯軸の改善を行い，咬合接触を得る．
②歯冠修復により補綴的に歯軸の改善を行うことで咬合接触を得る．
③上顎義歯にパラタルランプの要領で張り出しを付与したり，下顎義歯にキャップクラスプを選択し，頬側に豊隆をもたせることで咬合接触を得る．
④低位咬合を有していることが多く，咬合挙上することで歯軸の修正とそれに伴う咬合の確保が有利となる．
⑤義歯床連結部に十分な強度をもたせる．近接すれ違い状態を解消する部分は特に応力が集中し破折しやすいので十分な補強が必要である．

case 8 …… 義歯を介して咬合接触を確保した症例

患　者：32歳，男性
主　訴：審美不良，咀嚼困難
残存歯： 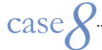 （ 2̲ ｜7̄ 残根）
歯科的既往歴：2008年に上顎前歯部ブリッジ脱離後の審美不良と咀嚼困難を主訴に来院した．継続的に歯科治療を受けたことがなく，多数のカリエスと歯周疾患に罹患していた．プラークコントロールは不良であり，多くの保存困難な残根を有していた．残根部の疼痛もあり，補綴科への依頼前に多数歯を抜歯されていた．下顎は歯列弓の狭窄および 543｜34 の著しい舌側傾斜を伴っている（図3-4-3）．上下顎残存歯は頬舌的にすれ違っており，残存歯は対合顎堤に咬み込んでいる（図3-4-4）．欠損部にはデンチャースペースをほとんど認めず，2̲，｜7̄ も残根状態であるが対合顎堤とのスペースはない．

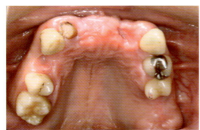 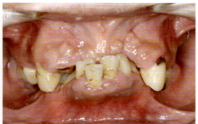 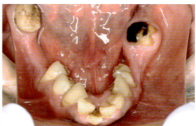

図3-4-3　初診時口腔内所見．下顎臼歯部の著しい舌側傾斜により，残存歯は頬舌的にすれ違っている

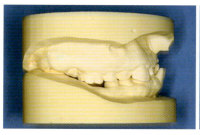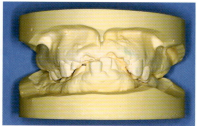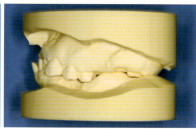

図 3-4-4　研究用模型による検査．前歯部，臼歯部ともに欠損部に向かい対合歯が咬み込み，デンチャースペースがない

本症例における問題点とその対応・治療方針

①低位咬合

　咀嚼困難と審美不良の主たる要因は咬合が低位なことと診断した．治療用義歯は上顎口蓋側レジンアップ部に厚みをもたせ，下顎は樹脂リテーナー型義歯にて咬合面を被覆することで咬合接触を得て咬合を挙上した．

②剛性と耐摩耗性

　上顎義歯口蓋側大連結子の豊隆調整と，傾斜した下顎残存臼歯をオーバーレイ化し，頬側に排列した人工歯で咬合させることにより咬合接触を保持する．金属構造義歯フレームワーク上にCAD/CAMにより加工したジルコニアカスタムメイド人工歯を応用した．

治療経過

①治療用義歯の製作

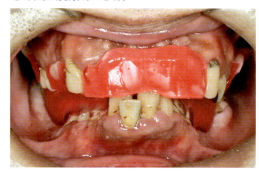

図 3-4-5　審美性と咀嚼能力の迅速な改善を目的に，上顎にはレジン床義歯，下顎には樹脂リテーナー型義歯を製作した．顔貌との調和と咬合平面の改善に注意しながら咬合挙上量を決定した

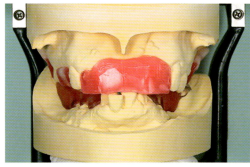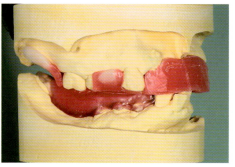

図 3-4-6　上顎咬合床は通法に従ってトレー用レジンの基礎床とろう堤により咬合床を製作した．下顎は最終義歯として残存歯をオーバーレイ化する治療計画なので，熱可塑性樹脂シートを圧接して基礎床とした．支持と把持に優れており，咬合挙上を伴う咬合採得も簡便にできる

②製作した治療用義歯

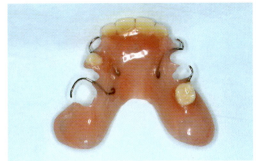
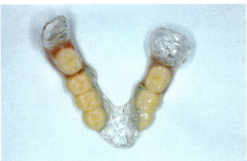

図 3-4-7　装着後に多数の残存歯へカリエス処置を予定しており，変化に対応しやすいワイヤークラスプを選択した

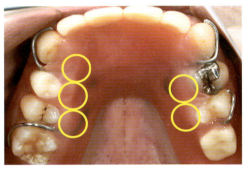

図 3-4-8　上顎口蓋側にパラタルランプの要領で対合と接触する豊隆（○）を付与した

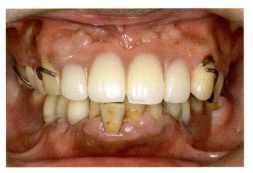

図 3-4-9　治療用義歯装着時．咬合位を保持しながら歯周組織やカリエスに対する初期治療を行いつつ，経過観察を行い，顎位の診断を行った

③機能的咬合印象

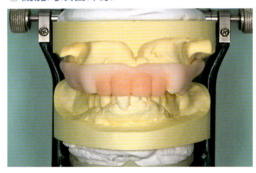
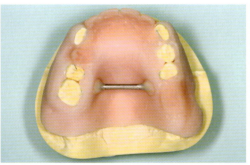

図 3-4-10　機能的咬合印象のための個人トレー．治療用義歯で模索した顎位を正確に最終義歯へ移行するために片顎ずつ製作することとし，まず上顎の金属床義歯を製作した．トレーは治療用義歯の前歯部排列を再現している

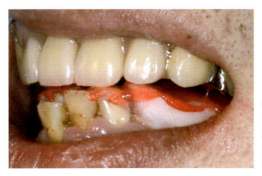

図 3-4-11　下顎は歯根膜支持義歯であるため，通法の個人トレーを用いた精密印象採得を行った．作業用模型上で熱可塑性樹脂シートを利用したトレーを製作し，口腔内でパターンレジンを使用して FGP を描記した

④下顎金属床義歯の製作

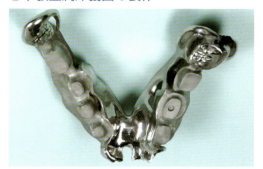

図 3-4-12 下顎義歯フレームワーク．ほとんどの残存歯をフレームワークで被覆している

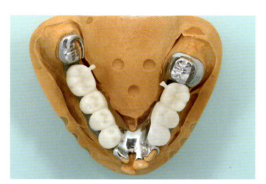

図 3-4-13 フレームワーク上に人工歯部をワックスアップし，ダブルスキャンを行うことでジルコニア人工歯をミリング加工にて製作した

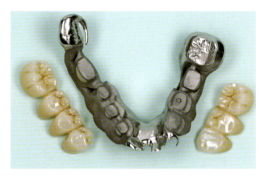

図 3-4-14 ジルコニアにステイニングし人工歯を完成させた．人工歯とフレームワークそれぞれをプライミング処理した後，咬合器上でレジンセメントにて接着した

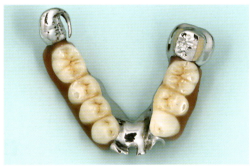
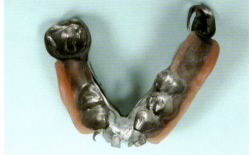

図 3-4-15 完成した下顎金属床義歯．剛性と耐摩耗性を有し，審美性にも配慮した構造となった

⑤上下顎金属床義歯の装着

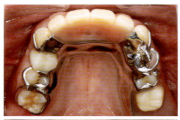
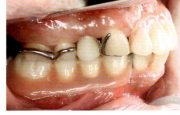
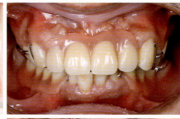
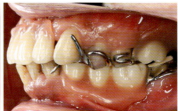
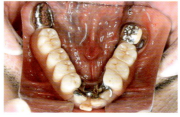

図 3-4-16　装着した上下顎金属床義歯．頬舌的にすれ違っていた残存歯同士に対して，義歯を介して咬合接触を付与した．剛性に優れた義歯で咬合挙上することによりデンチャースペースが確保され，前歯部の審美的改善も図れた

設計の要点

　近接しつつも頬舌的にすれ違っている残存歯を，義歯を介して咬合接触させることで，咬合位の回復とデンチャースペースの確保を図った．

①上　顎

　残存歯口蓋側に，対合歯と咬合するようなパラタルランプ様の豊隆を付与する．永続性を高めるため，主として金属にて咬合接触させる．残存歯にはすべて支台装置を設置した．犬歯はハーフクラスプとして審美性に配慮した（図 3-4-17）．

②下　顎

　残存臼歯をすべて被覆することにより，強固な支持・把持を得る設計とした．犬歯と小臼歯の舌側傾斜の進行防止を目的に，前処置にて舌側にガイドプレーンを形成し，フレームワークと適合させた．多数歯をオーバーレイ化しているため，クラスプによる維持力は最小限とした（図 3-4-17）．

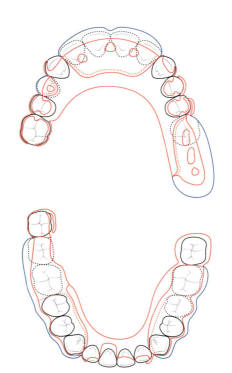

図 3-4-17　義歯の設計

CHAPTER 4

すれ違い咬合における
インプラント治療の
効力と限界

CHAPTER 4
すれ違い咬合における インプラント治療の効力と限界

1 インプラント固定性補綴

　インプラント治療は，喪失した歯を回復し，咬合位を確実に保持できる，予知性の高い，欠損補綴における画期的な治療法である．インプラントの支持能力はきわめて強大であり，1歯欠損から無歯顎まで幅広い範囲で適用されている．したがって，すれ違い咬合に対しても消失している咬合位をインプラント固定性補綴により回復することの意義はきわめて大きい．

　しかしながら，すれ違い咬合の欠損部顎堤は高度に吸収し，必要な骨高や骨幅がないことが多く，十分な長さや直径のインプラントを埋入することが困難である（図4-1-1）．また，すれ違い咬合患者には，パラファンクションや下顎の偏位など，すれ違いに至った何らかの原因が存在する．インプラント固定性補綴により咬合支持を一時的に回復できたとしても，原因因子を除去できなければ，喪失した天然歯同様にインプラントも骨吸収や脱落を余儀なくされることになる（図4-1-2）．

　したがって，すれ違い咬合になり重度の病態が発現してからではなく，できれば顎堤吸収が進行する前の段階で，咬合支持が少しでも残っているときにインプラント治療を検討することが推奨される．すなわち，遅くともすれ違い咬合一歩手前の状態でインプラント

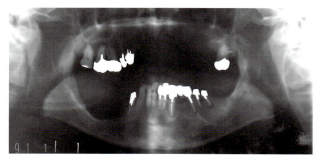

図4-1-1　すれ違い咬合の欠損部顎堤は高度に吸収し，必要な骨高や骨幅がないことが多く，十分な長さや直径のインプラントを埋入することが困難である

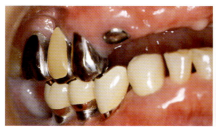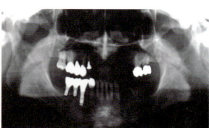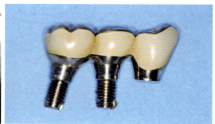

図4-1-2　インプラント固定性補綴により咬合支持を一時的に回復できたとしても，原因因子を除去できなければ，喪失した天然歯同様にインプラントも脱落を余儀なくされる

補綴を行い，顎堤吸収の防止と咬合支持を保持し，すれ違いへの移行を防止するべきである．

　ここでは，すれ違い咬合直前でインプラント治療を行った2症例を供覧するが，両症例ともインプラント埋入には特に問題がなかったにもかかわらず，治療結果は大きく異なった．2症例を対比しながら，すれ違い咬合の多様さと診断の困難さ，インプラント固定性補綴の効力と限界，ベネフィットとリスクを考察する．

case 1 …… 良好な経過が得られた複合すれ違い咬合症例

患　者：65歳，男性
治療内容および経過：2001年初診．患者は16年前より当科を受診している内科医であり，準すれ違い咬合である本症例に対して，上下顎ともコーヌステレスコープ義歯を装着した（図4-1-3）．しかし装着から6年経過した頃より，インプラント治療を知り，固定性補綴を強く希望するようになった．厳密には ⌊3 と 4⌋ にわずかに咬合接触が認められ，欠損部の顎堤吸収も少なかったことから，2008年，上顎に6本，下顎に3本のインプラントを埋入し，固定性の上部構造を装着した（図4-1-4）．またテレスコープ支台となっていた残存歯は内冠を除去し，クラウンブリッジによる再修復を行った．

　インプラント固定性最終補綴から現在まで約11年が経過しているが，インプラント周囲に骨吸収はほとんど認められず，良好な経過が得られている（図4-1-5）．

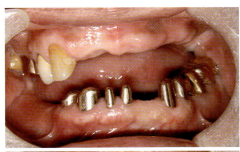

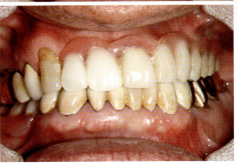

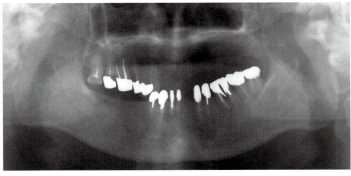

図4-1-3　準すれ違い咬合の本症例に対して，上下顎ともコーヌステレスコープ義歯を装着した

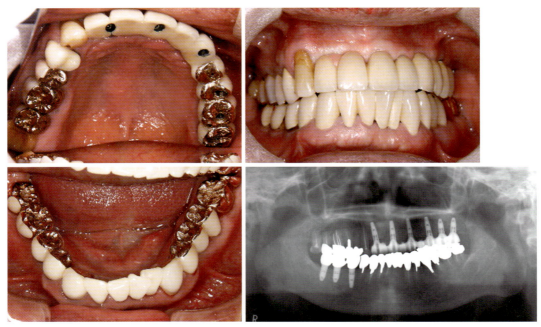

図 4-1-4　上顎に6本，下顎に3本のインプラントを埋入し，固定性の上部構造を装着した

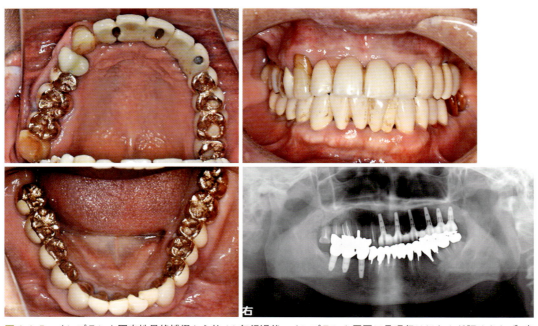

図 4-1-5　インプラント固定性最終補綴から約11年経過後．インプラント周囲に骨吸収はほとんど認められず，良好な経過が得られている

考　察：本症例では，すれ違い咬合直前でインプラント治療に踏み切ることができた．顎位が保全され骨吸収が進行していなかったこと，インプラントの十分な長さと埋入本数が確保できたこと，悪習癖やブラキシズムなどのパラファンクションが認められなかったこと，患者は医師であり口腔内への関心も高く，良好な衛生環境と無理のない咀嚼習慣であったことが良好な予後に寄与していると思われる．

case 2 …… 経過不良となった前後すれ違い咬合症例

患　者：56歳，男性

歯科的既往歴：1970年頃に上顎前歯欠損部をブリッジにて修復し，1980年頃に前歯部の再補綴を行った．さらに2000年になってから，下顎左側臼歯部にインプラント補綴をしたが，すぐにインプラントが破折し，その後に上顎前歯部を再々補綴したが，脱落を繰り返したとのことである．初診時，咬合平面には大きな彎曲が認められた（図4-1-6）．軽度の糖尿病（HbA1c：6.0）であるが，その他に特記事項はない．

治療内容および経過：下顎左側臼歯部にインプラント固定性補綴を希望して，2003年に当科を受診．初診から6か月後に左側臼歯部にインプラントを3本埋入し，同部固定性上部構造と上顎前歯部治療用義歯を装着した．しかし，すぐに上顎義歯が破折を繰り返したために，上顎前歯部にインプラントを2本埋入し，約1年後にインプラントパーシャルデンチャー（IRPD）を装着した（図4-1-7）．しかしながら，わずかその1年経過後にIRPDも破折を繰り返したために（図4-1-8），上顎の残存臼歯に内冠を装着し破折防止を図り，二重構造フレームワークを有するオーバーデンチャーを装着した（図4-1-9）．

　3年間程度は小康状態が続いたが，下顎右側臼歯を歯周疾患にて抜歯し，残存歯が完全なすれ違い関係となると再び咬合崩壊が進行した．下顎左側臼歯部インプラント埋入から4年後の2008年にインプラント上部構造の動揺と金属咬合面の著しい咬耗が認められた．上部構造を除去すると，

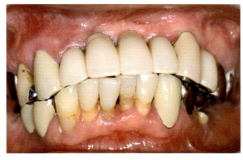
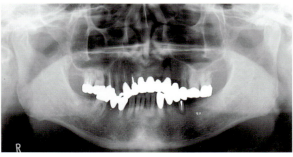

図4-1-6　以前に下顎左側臼歯部にインプラント補綴をしたが，すぐにインプラントが破折し，その後に上顎前歯部を再々補綴したが，脱落を繰り返したとのことである．初診時，咬合平面には大きな彎曲が認められ，|6 相当部にはインプラント破折片が骨内に残存していた

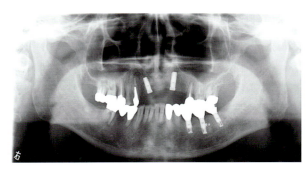

図4-1-7　下顎左側臼歯部にインプラントを3本埋入，上顎前歯部に2本埋入し，2005年にインプラントパーシャルデンチャー（IRPD）を装着した

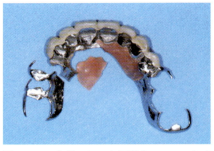
図 4-1-8　装着から1年経過後に IRPD も破折を繰り返した

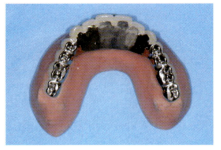
図 4-1-9　上顎の残存臼歯に内冠を装着し，破折防止を図り，二重構造フレームワークを有するオーバーデンチャーを装着した

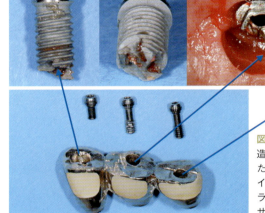
図 4-1-10　下顎左側臼歯部インプラント上部構造の動揺と金属咬合面の著しい咬耗が認められた．上部構造を除去すると，5⏌ のスクリューとインプラントの破折，さらに ⏌67 相当部インプラントの回転防止機構であるエクスターナルヘキサゴンにも破損がみられた

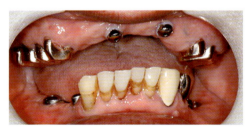
図 4-1-11　5⏌ のインプラント破折片はオトガイ孔に近接していたため放置し，⏌67 のみインプラントの除去を行った．これ以上の固定性補綴は困難と診断し，破折片を避けて両側に2本ずつのインプラントを再埋入し，IRPD を装着した

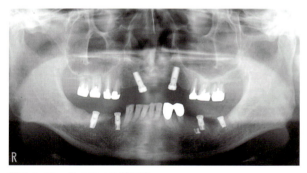
図 4-1-12　パノラマ X 線写真

　5⏌ のスクリューとインプラントの破折，さらに ⏌67 相当部インプラントの回転防止機構であるエクスターナルヘキサゴンにも破損がみられた（図 4-1-10）．本症例では過大な咬合力が発現されており，下顎左側臼歯部上部構造は上顎オーバーデンチャー非装着時に上顎臼歯内冠と早期接触していたため，インプラント破折を惹起したものと推測された．

　5⏌ のインプラント破折片はオトガイ孔に近接していたため放置することとし，⏌67 のみインプラントの除去を行った．これ以上の固定性補綴は困難と診断し，破折片を避けて両側に2本ずつのインプラントを再埋入し，下顎 IRPD を装着した（図 4-1-11，12）．

その後の経過：本症例では義歯非装着時のインプラントと残存歯の接触を防止するため，ナイトガードの役割を兼ねてオーバーデンチャーの夜間装着を徹底指導した．しかしながら，その後も次々とインプラントは脱落し，7本埋入したインプラントは現在，上顎左側前歯部の1本のみが残存している（図 4-1-13）．加えて，二重構造義歯の咬合面の高度な咬耗（図 4-1-14），下顎義歯のクラスプ破折，義歯の回転変位に伴う不適合も発現してきたことから，上顎の金属構造義歯を再製作した．また下顎前歯をすべてミドルコーピングにて被覆してオーバーデンチャーとし，現在経過観察中である（図 4-1-15）．

過大な咬合力とパラファンクションにより多数のインプラントの破折と脱落が惹起され，メタルティースの著しい咬耗，金属床フレームワークの破損，咬合崩壊をまったく抑止することができなかった．最終的には上下顎ともオーバーデンチャーとして，現在，小康状態を保っているが，天然歯の強靱さとインプラントの脆弱さが露呈された症例である．

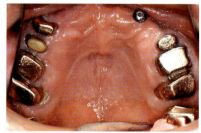
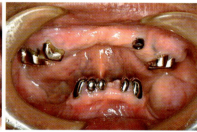
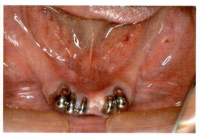

図 4-1-13　次々インプラントが脱落し，7本埋入したインプラントは，現在，上顎左側前歯部の1本のみが残存している

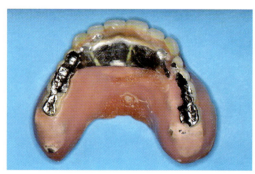
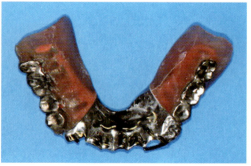

図 4-1-14　メタルティースの高度な咬耗

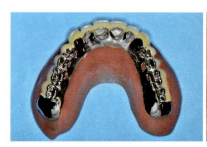
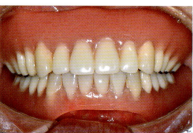
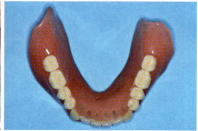

図 4-1-15　上顎は金属構造義歯，下顎は前歯をすべてミドルコーピングにて被覆したオーバーデンチャーとし，現在経過観察中である

2 インプラントパーシャルデンチャー（IRPD）

　図4-2-1は1994年に刊行された『すれ違い咬合の補綴』[1]に掲載された症例である．上下顎の残存歯同士に咬合接触はないが，|3 が残存しているため純然たるすれ違い咬合とはいえないかもしれない．本症例は20年経過後も，義歯の回転変位はまったく発現せず，残存歯と顎堤にもほとんど変化は認められなかった（図4-2-2）．その理由は，おそらく上下顎義歯に設置された抗回転能を付与した連続切縁レストやキャップクラスプといった義歯の抗回転対策よりも，|3 と 8| のわずか2本の残根の存在にあると思われる．上顎では |3 が下顎前歯の突き上げを防止し，下顎では 8| が 4| とともに支台となり，両歯の連結

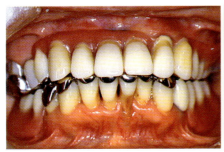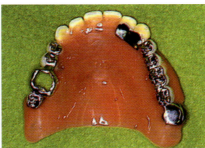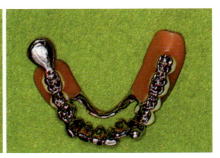

図4-2-1　1994年に刊行された『すれ違い咬合の補綴』に掲載された症例

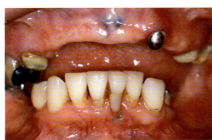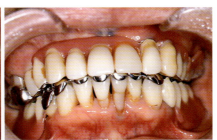

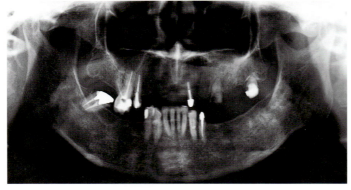

図4-2-2　装着から20年経過後．義歯の回転変位はまったく発現せず，残存歯と顎堤にもほとんど変化は認められなかった

で対咬する $\underline{65}|$ と咬合を保持している．すなわち本症例では，**たった 2 本の残根の存在が 30 年近く，残存歯による咬合接触がない咬合を安定させた**といえる．この 2 本の残根は本症例にとって，いわゆる "key teeth" であり，**絶対に抜歯してはならない最重要歯**である．反対に，**もしこうした残根が存在しない場合，その位置にインプラントを埋入することが，咬合あるいは義歯の安定に非常に有効な治療法**となる．これこそが，すれ違い咬合に対するインプラントパーシャルデンチャー（IRPD）適用の基本的考え方である．

　一般的に IRPD をインプラント固定性補綴と比較したときの利点は，

> ①埋入本数が少なく低侵襲で経済的である
> ②埋入部位が限定されない
> ③変化への対応が容易である
> ④審美性に優れる
> ⑤清掃性に優れる
> ⑥術式が容易である
> ⑦使用中の義歯を継続使用できる場合がある

などがあげられる．特に「変化への対応」，すなわち「追従性の高さ」は IRPD の非常に大きな長所といえる．

　また，従来型パーシャルデンチャーと比較しても，

> ①支持・把持・維持の増強
> ②顎堤吸収の防止
> ③歯列内支持配置の改善
> ④患者満足度の向上
> ⑤義歯床遊離端部の短縮化

などの点で優れている．

　以下に，インプラント固定性補綴同様に，すれ違い咬合に対して IRPD を装着した経過良好例と不良例を供覧し，IRPD のベネフィットとリスクについて考察する．

case 3 …… IRPDで良好な経過が得られた前後すれ違い咬合症例

患　者：54歳，女性
主　訴：インプラントによる固定性補綴を希望して紹介来院
治療内容および経過：2002年初診．|23 の著しい動揺によりインプラント固定性補綴を希望して来院．他科にて |23 が抜歯され前後すれ違い咬合となる（図4-2-3）．CTによる診断の結果，上顎は残存骨量の不足によりインプラント固定性補綴は断念し，すべての残存歯にクラスプを設置した金属床義歯を装着した（図4-2-4）．一方，下顎には前後すれ違い咬合における義歯の矢状面回転を防止するために，下顎左右大臼歯部にインプラントを2本埋入し，IRPDを装着した（図4-2-5）．上下顎義歯装着直後より患者は機能的にも審美的にも満足感を示し，義歯の回転変位やインプラント周囲骨の吸収も認められず，IRPDの高い有効性が確認された．また，下顎左側インプラントにおいては多数の対合歯が存在していたため予後が不安視されたが，むしろ対咬する |6 が歯根破折により抜歯となった．

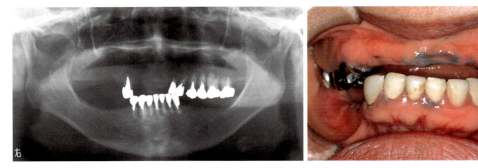

図4-2-3　|23 の著しい動揺によりインプラント固定性補綴を希望して初診来院．|23 の抜歯により前後すれ違い咬合となる

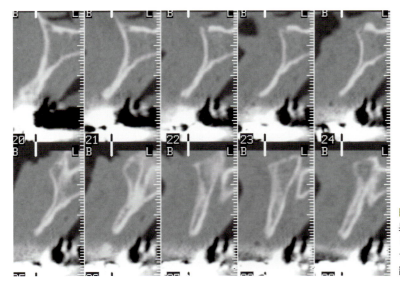

図4-2-4　CTによる診断の結果，上顎は残存骨量の不足によりインプラント埋入は断念し，すべての残存歯にクラスプを設置した金属床義歯を選択した

4章 すれ違い咬合におけるインプラント治療の効力と限界

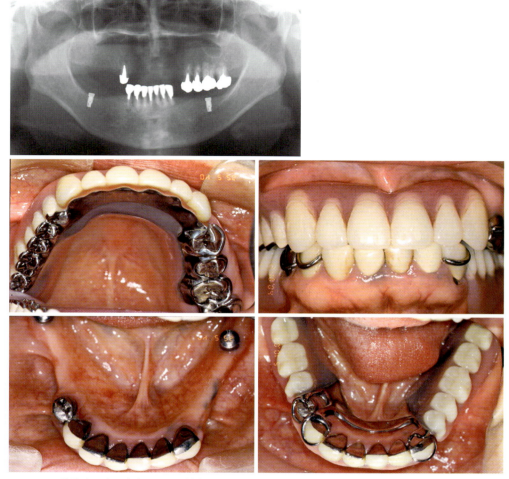

図 4-2-5　前後すれ違い咬合における義歯の矢状面回転を防止するために，下顎左右大臼歯部にインプラントを2本埋入し，IRPDを装着した

　さらに，上下顎義歯装着から約11年後に ⌊3 が歯根破折により抜歯となった．そこで，上顎右側臼歯部にインプラントを2本埋入し，粘膜とインプラントの被圧変位量を補正できる緩圧型ボールアタッチメントを使用した上顎インプラントオーバーデンチャーを装着した（図 4-2-6）．
　その後も義歯の回転変位は認められず十分な義歯機能が継続できたが，埋入から12年後に下顎左側インプラントに若干の骨吸収が確認された．加えて，患者は審美不良を理由に下顎前歯の再修復を希望した．そこで下顎IRPD装着から13年後，⌈5 相当部にインプラント1本を追加埋入し，3本のインプラントには6°のテーパーを付与したアバットメントを，下顎前歯には内冠を装着し，非緩圧型インプラント支持コーヌステレスコープ義歯を装着した（図 4-2-7，8）．
　現在，下顎IRPD装着から約14年，コーヌステレスコープ義歯装着から約1年が経過するが，前後すれ違い咬合で不可避な義歯の矢状面回転も完全に抑制できており，本症例ではすれ違い咬合に対するIRPDの有効性が示唆された．
　患者は細身の女性であり，咬合力そのものは過大ではなく，パラファンクションも認められなかったことが経過良好の理由と考えられる．また，上顎での緩圧型アタッチメントの使用や下顎へのインプラントの追加埋入は今後の予知性を高めるものと期待できる．

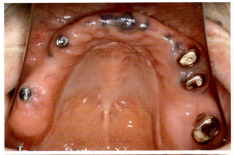
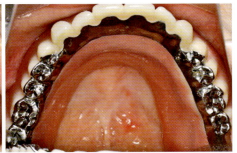
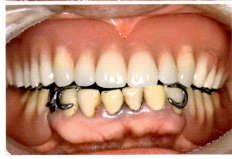

図4-2-6 下顎IRPD装着から約11年後に ⌊3 が歯根破折により抜歯となったため，上顎右側臼歯部にインプラントを2本埋入し，粘膜とインプラントの被圧変位量を補正できる緩圧型ボールアタッチメントを使用した上顎インプラントオーバーデンチャーを装着した

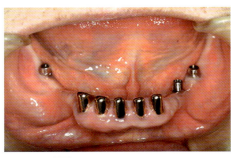
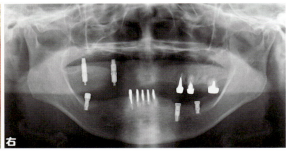

図4-2-7 ⌊5 相当部にインプラント1本を追加埋入し，3本のインプラントには6°のテーパーを付与したアバットメントを，下顎前歯には内冠を装着した

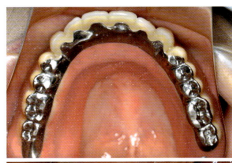
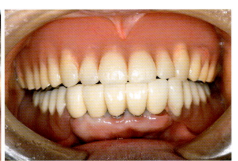
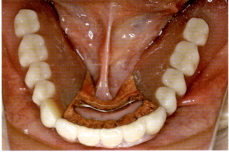

図4-2-8 下顎IRPD装着から13年後，非緩圧型インプラント支持コーヌステレスコープ義歯を装着した

case4 …… IRPD装着後，経過不良となった前後すれ違い咬合症例

患　者：67歳，男性
主　訴：上顎前歯ブリッジの動揺と疼痛
治療内容および経過：2003年初診．上顎前歯ブリッジの著しい動揺を主訴に当科を受診．同部の抜歯によりすれ違い咬合となる（図4-2-9）．早急に上下顎レジン床義歯を装着したが，患者はインプラントに興味があり，義歯の安定を希望したことから，上下顎にインプラントを2本ずつ埋入し，金属床のIRPDを装着した（2004年，図4-2-10）．装着直後から十分な満足感を示したが，その後

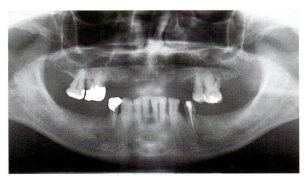

図4-2-9　上顎前歯ブリッジの著しい動揺を主訴に当科を受診．同部の抜歯によりすれ違い咬合となる

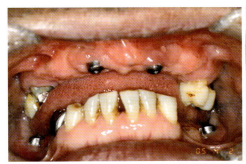
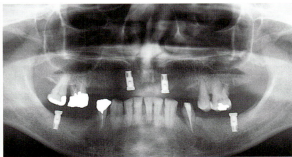
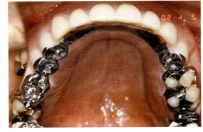
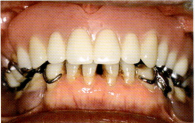
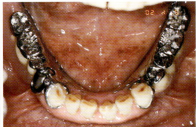

図4-2-10　患者はインプラントに興味があり，義歯の安定を希望したことから，上下顎にインプラントを2本ずつ埋入し，金属床のIRPDを装着した

は来院が長く途絶え，インプラント埋入から5年後の再来院時には，上顎臼歯3本とインプラント2本を喪失していた（2009年，図4-2-11）．すぐに上顎義歯を再製作したが，再度来院が途絶えた．8年後の再来院時には，下顎右側インプラントと |6 が脱落していた．やむなく上顎には全部床義歯を装着し現在に至っている．

　本症例は定期的メインテナンスをまったく実施することができず，歯周疾患のコントロールも不可能であったため，上下顎IRPD装着から短期間で3本のインプラントと5本の残存歯を喪失した．インプラントにより咬合の安定を長期に維持することができず，咬合崩壊を阻止できなかった症例である．

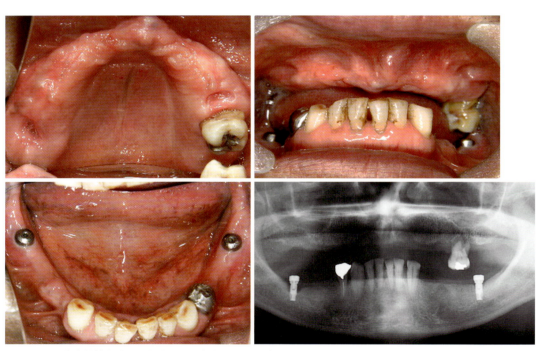

図4-2-11　義歯装着直後から来院が長く途絶え，インプラント埋入から5年後の再来院時には，上顎臼歯3本とインプラント2本を喪失していた

3 インプラントパーシャルデンチャーの設計指針

　インプラントパーシャルデンチャー（IRPD）は，従来のパーシャルデンチャーの支持要素にインプラントを加えたものであり，基本設計は従来のパーシャルデンチャーに準じる．

● インプラントの埋入位置

　インプラントの埋入位置についてKaufmannら[2]は，図4-3-1に示す5タイプの残存歯分布状態を想定し，IRPDにおける戦略的埋入位置の一例を示している．インプラント埋入条件は基本的には残存歯の配置を考慮し，**インプラントと支台歯ができるだけシンメトリーになるように**インプラントを埋入し，残存歯とインプラントによる支台間線を増加させ，矩形型配置を具現化することが重要である（図4-3-2, 3）．遊離端欠損部の前方にインプラントを埋入することにより，維持源として審美向上に寄与することはできるかもしれないが，インプラントの支持能力を十分に活用することは困難である（図4-3-4）．できれば遊離端欠損部の後方にインプラントを埋入し支台歯間線を後方に位置させ，サポーテ

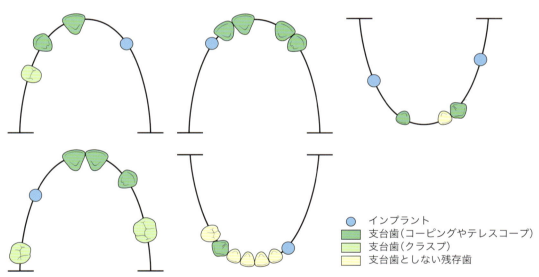

図 4-3-1　インプラントパーシャルデンチャーにおける戦略的埋入位置の一例[2]

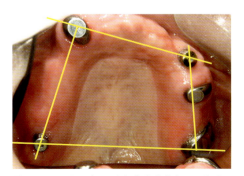

図 4-3-2　インプラントと支台歯をシンメトリーに配置

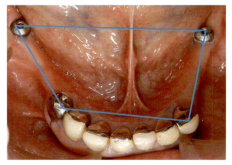

図 4-3-3　遊離端欠損部の後方にインプラントを埋入

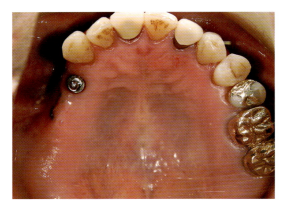

図 4-3-4　遊離端欠損部の前方にインプラントを埋入

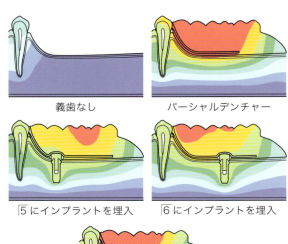

図 4-3-5　有限要素解析を用いた遊離端欠損部におけるインプラント埋入条件・変位量の模式図

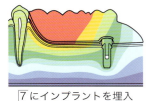
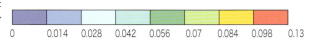

ィングエリアを広くするよう配慮する．

■遊離端欠損部におけるインプラント埋入条件

　遊離端欠損部におけるインプラント埋入の詳細については |4〜7 欠損モデルを用いた有限要素解析により同一研究グループが最適条件を示唆している．

1）インプラントのサイズ

　異なる直径（3.75 mm と 5 mm），長さ（7 mm と 13 mm）のインプラントを用いたときの負担圧配分を比較検討した結果，長さ，直径が大きくなるに従いインプラントの負担圧配分が増加し，パーシャルデンチャーの支台歯と粘膜負担は減少した[3]．

2）埋入位置

　第二小臼歯，第一大臼歯，第二大臼歯部の 3 か所を比較したところ，いずれの位置に埋入しても義歯の変位は抑制されるが，特に第一大臼歯部へインプラント埋入したときに義歯変位は最小を示し，最後方に埋入するとインプラント周囲骨への応力は大きくなった[4]（図 4-3-5）．

3）インプラント埋入時の顎堤に対する角度

　顎堤に対して 0〜30°の埋入角度を設定したときの応力分布を検討した結果，インプラント支持によりすべてのモデルで粘膜負担は減少したが，5°傾斜のインプラントが最も良好な負担圧分布を示した[5]．

　以上の結果より，**太く長いインプラントを，垂直かやや傾斜して支台歯から大きく離れない位置に埋入**することが，負担圧配分の観点から理想とされている．また義歯の動揺の観点からは**第一大臼歯相当部の埋入**が推奨される．

● インプラントパーシャルデンチャーの臨床評価

　これまで報告されたインプラントパーシャルデンチャー（IRPD）のインプラント生存率を示す[6-10]．対象の患者数は少ないものの，インプラントの生存率は92〜100％と高い値が報告されている（表4-3-1）．しかし，これらはすべて下顎遊離端欠損症例のデータであり，上顎や咬合支持を喪失したすれ違い咬合に関する臨床データや長期経過症例報告はほとんどない．

　一方，通常の無歯顎に対するインプラントオーバーデンチャー（IOD）に着目すると，下顎では96％以上と非常に高い生存率を示しているのに対し，上顎は下顎に比較して生存率が明らかに劣っている．インプラント固定性ブリッジに関しても下顎に比較して上顎の成績は劣っている（表4-3-2）[11]．

　上顎のインプラント生存率が劣る原因としては，

①上顎骨は疎な骨梁で，皮質骨の不足によりインプラントの初期固定の獲得が困難
②顎堤粘膜の被圧変位量が下顎よりも大きく，義歯の動揺が大きい
③力学的に側方力が加わりやすい
④義歯非装着時に対合歯と咬合接触しやすい
⑤上顎洞などの解剖学的制約が多い

など，多くの理由が推測される．したがって，IRPDにおいても上顎は下顎より成功率は低いと考えられる．

　表4-3-3は本学附属病院における，IRPD装着患者23名のインプラント喪失数と生存率である[12]．トータルのインプラントの喪失数は69本中8本で生存率は88％であり，上顎

表4-3-1　IRPDのインプラント生存率

	インプラント数	患者数	観察期間（月）	インプラント生存率
Mitrani　2003[6]	72	48	120	92％
Mijiritsky　2005[7]	20	10	96	95％
Grossmann　2009[8]	67	35	9〜120	97％
Bortolini　2011[9]	33	15	24〜84	100％
Payne　2017[10]	11	6	12〜48	100％

表4-3-2　無歯顎症例におけるインプラント喪失率[11]

補綴装置の種類	除去率	
上顎インプラントオーバーデンチャー	19％	206/1103
下顎インプラントオーバーデンチャー	4％	242/5683
上顎インプラント固定性ブリッジ	10％	443/4459
下顎インプラント固定性ブリッジ	3％	255/9991

表4-3-3　IRPDを装着後のインプラント喪失数[12]

期間		上顎（37本）	下顎（32本）
二次手術前		2	0
荷重後	0〜1年	1	0
	1〜2年	2	0
	3年〜	0	3
合計（累積生存率）		5（86.5％）	3（90.7％）

表4-3-4　すれ違い咬合患者におけるIRPD装着後のインプラント喪失数と残存率[12]

	上顎	下顎	合計
すれ違い咬合	3/18（81%）	3/14（78%）	6/32（81%）
すれ違い咬合以外	2/19（89%）	0/18（100%）	2/37（95%）

表4-3-5　6本のインプラントをバーアタッチメントで連結した上顎インプラントオーバーデンチャーの5年間の後ろ向き研究[13]

	前臼歯部（n＝128）	臼歯部（n＝137）
インプラント生存率	97.00%	99.30%
骨吸収（中央値）	0.23 mm（0.78〜0.00）	0.69 mm（1.14〜0.13）
0〜0.5 mm（%）	56.7	35.3
>0.5〜1.0 mm（%）	10	25.3
>1.0〜1.5 mm（%）	8	18
>1.5〜2.0 mm（%）	2	6
>2.0 mm（%）	8.7	6.7
未来院/インプラント脱落（%）	14.7	8.7

では37本中喪失数は5本で残存率は86%，下顎は32本中3本で残存率は90%であった．咬合支持の有無で比較すると，すれ違い咬合以外の症例では上顎は89%，下顎は100%と海外の下顎遊離端欠損や無歯顎に限局した臨床研究とほぼ同様の傾向が認められた（表4-3-4）．しかし咬合支持のないすれ違い咬合では上顎は81%，下顎は78%と上顎のみならず下顎も低い残存率を示した．下顎における3本のインプラント脱落は同一患者であり，ブラキシズムを伴った過大な咬合力が原因と思われる（case 2）．これらの結果から，すれ違い咬合に対するIRPDの適用には慎重な対応が必要である．

　表4-3-5に6本のインプラントをバーアタッチメントで連結した上顎インプラントオーバーデンチャーの5年間の後ろ向き研究を示す[13]．被験者は上顎前臼歯部および臼歯部のみにインプラントを埋入した計50名の無歯顎者で，対合歯は天然歯である．対合歯が天然歯と力学的に不利な条件にもかかわらず，インプラントの生存率は埋入部位にかかわらず97%以上の高い成功率を示し，骨吸収量も1mm以下であった．これは6本のインプラントをバーで一次固定しているため，対合歯からの過大な咬合力に抵抗できたためと思われる．本論文が示唆する設計指針は，**下顎に天然歯が多く残存している場合，上顎は複数のインプラントをバーで固定し，対合歯からの負担を分散させること**である．過大な咬合力がインプラントに加わるすれ違い咬合でも，同様に複数のインプラントをバーで固定したほうが有効と考えられる．

● すれ違い咬合におけるインプラント埋入

　遊離端義歯では支台間線を軸に回転運動を生じやすく，この回転をいかに阻止するかが重要であるが，すれ違い咬合では上下顎を一組として義歯の回転をとらえなければならない．

■前後すれ違い咬合

　義歯の回転軸は，欠損部に隣接する支台歯上のレストを左右に結び，歯列弓を横断するが，義歯はこの軸を中心に回転変位を起こす（図4-3-6）．このような場合は上顎前歯部と下顎大臼歯部の顎堤にインプラントを埋入することにより，義歯の矢状面回転による相互回転変位を抑制できる．

　前後すれ違い咬合におけるインプラントの埋入本数は，欠損部の大きさや対顎の残存歯数だけでなく，義歯の回転モーメントと支台歯の抗回転能も考慮して決定しなければならない．義歯の矢状面回転の回転軸Oは残存歯を近遠心的に連ねた支台間線とほぼ直交する．義歯の回転モーメントは対合歯から受ける力と義歯の矢状面回転の中心から作用点までの距離の乗積であり，これに対抗する支台歯の抗回転力は支台歯の維持力，把持力と歯冠の近遠心幅径の乗積となる．すなわち，支台歯数が4歯ある場合は，1歯の場合に比較して義歯の矢状面回転の中心から作用点までの距離は短縮されるので，回転モーメント（$N=Fl$）は小さくなる（図4-3-7）[14]．このように，インプラントの埋入本数は，義歯の回転モーメント，支台歯の抗回転力，欠損領域の大きさ，対合歯の咬合力を勘案して決定することになる．支台歯数が少なく対合歯の機能力が大きい場合には，インプラントの埋入本数を増加しなければならない．

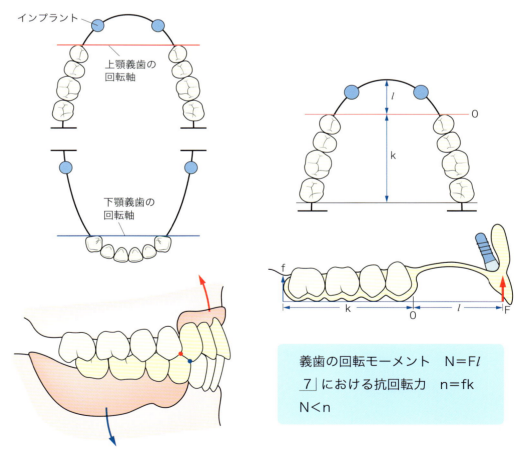

図4-3-6　前後すれ違い咬合に対するインプラント埋入位置

図4-3-7　前後すれ違い咬合の義歯の回転モーメント

義歯の回転モーメント　$N=Fl$
$\overline{7|}$における抗回転力　$n=fk$
$N<n$

■左右すれ違い咬合

　義歯の回転軸は残存歯を近遠心的に結び，歯列弓を縦断するが，義歯はこの軸を中心に回転変位を起こす（図 4-3-8）．また左右すれ違い咬合は，回転軸を重ね合わせると前後すれ違い咬合に比較して両回転軸は遠く離れている場合が多い．それだけ粘膜支持性が強く，相互変位を阻止しにくい難症例であることが理解できる．

　さらに，左右すれ違い咬合では支台装置による義歯の抗回転力を大きく設計することは望めないことから，より強固なインプラント支持が求められる．支台歯を近遠心的に連ねた支台間線 O は，義歯の回転軸とほぼ一致するため，義歯の前頭面の中心から力の作用点までの距離 l は支台歯数によってほとんど変化せず，義歯の回転モーメント（$N=Fl$）は前後すれ違い咬合のように小さくならない（図 4-3-9）．一方，支台歯の頬舌側面による抗回転力（$n=fk$）も大きな効果は期待できない（$N>n$）[14]．したがって，インプラントの埋入本数は対合歯数と分布状態を考慮して決定し，基本的には複数本を連結する必要があると考えられる．多くの症例では，上下顎の犬歯または小臼歯と大臼歯相当部に 2〜4 本のインプラントを埋入することで，前頭面回転による義歯の相互回転変位を抑制している．

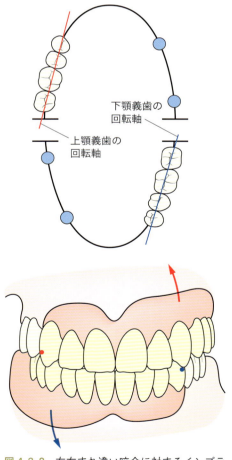

図 4-3-8　左右すれ違い咬合に対するインプラント埋入位置

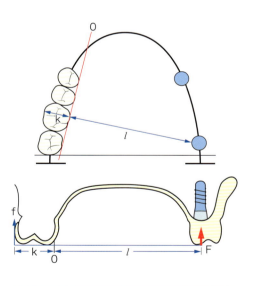

義歯の回転モーメント　$N=Fl$
$\underline{6|}$ における抗回転力　$n=fk$
$N>n$

図 4-3-9　左右すれ違い咬合の義歯の回転モーメント

● インプラントによる支持配分

IRPDの設計は歯根膜，顎堤粘膜，インプラントの支持配分の相違により，インプラント強支持型パーシャルデンチャー，インプラント歯根膜支持型パーシャルデンチャー，インプラント粘膜支持型デンチャーに分けられる．

■ インプラント強支持型パーシャルデンチャー

インプラント強支持型パーシャルデンチャーは，欠損のわりに多数のインプラント埋入が必要であるが，**清掃性の向上**だけでなく，**可撤式として義歯床を付与できる**効果は大きい（図4-3-10）．特に**上顎前歯部の顎堤吸収が顕著な症例**においては，十分なリップサポートが確保できずに審美回復が困難になることも多く，発音に影響を及ぼすこともある．無理に固定式を選択した場合には，側方カンチレバーとして力学的にも不利になりやすく，清掃性も著しく低下する．インプラント埋入位置が理想的でなくても，義歯床を付与した可撤式であれば審美回復は容易である．

■ インプラント歯根膜支持型パーシャルデンチャー

インプラント歯根膜支持型パーシャルデンチャーは，**遊離端欠損や上下顎の残存歯の距離が短い近接すれ違い咬合に有効**である（図4-3-11）．多数の残存歯に支持，把持，維持を求められるため，インプラントの負担を軽減できる．

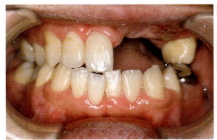
25歳男性，腺性歯原性囊胞で抜歯と囊胞摘出

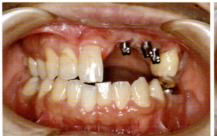
審美性，清掃性などを考慮し支台装置にコーヌステレスコープを選択

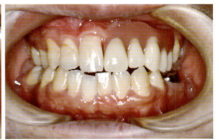
顎堤吸収が高度であったり，インプラントの埋入位置が理想的でない場合に有効

図4-3-10　インプラント強支持型パーシャルデンチャー

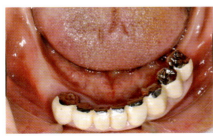
58歳男性，主訴は咀嚼障害

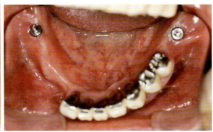
6|6 相当部に2本のインプラントを埋入後，緩圧型ボールアタッチメントを装着

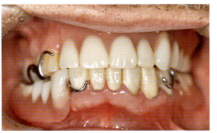
2|45 にクラスプ，連結装置は把持効果を期待しリンガルプレートを適用

図4-3-11　インプラント歯根膜支持型パーシャルデンチャー

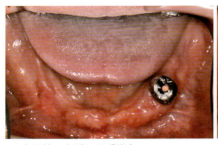 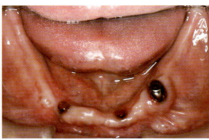 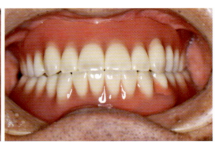

58歳男性，主訴は咀嚼障害　　　　前歯部に2本のインプラントを埋入後，　　オーバーデンチャーは義歯の矢状面回転
　　　　　　　　　　　　　　　　磁性アタッチメントを装着　　　　　　　や前頭面回転を阻止する

図4-3-12　インプラント粘膜支持型デンチャー

■インプラント粘膜支持型デンチャー

　義歯の回転変位が大きい上下顎の残存歯の距離がある遠隔すれ違いや粘膜支持性の傾向が強い少数歯残存症例では，残存歯もインプラントとともに義歯の中に組み入れたコンプリートオーバーデンチャータイプが有効である（図4-3-12）．オーバーデンチャーは咬合平面を改善し，全部床義歯に準じた両側平衡咬合による咬合の調和を図れるとともに，支台歯と顎堤に適切な支持を求めることができるので，上下顎義歯の矢状面回転や前頭面回転を最大限阻止する設計を可能にする．しかし力学的にはオーバーデンチャーの適応症であっても，**健全歯の場合は安易に歯質の削除を行うべきではなく，歯質削除量を少なくし，まずは抜髄しないでオーバーレイ化できるか検討**する．

● 支台歯の適切な前処置

　補綴的前処置には，咬合の修正，粘膜調整や支台歯に対する処置がある．特に支台歯に対しては前処置を施すことにより適切な歯冠形態が付与でき，支持，把持，維持に優れたパーシャルデンチャーが製作できるだけでなく，支台歯の保護効果も得られるようになる．IRPDの支台歯に対する前処置は，埋入されたインプラントの位置や方向を考慮してガイドプレーンとレストシート形成を行う．

■ガイドプレーン

　支台歯に付与するガイドプレーンは**インプラントの埋入方向にできるだけ平行に**，少ない形成量で広い接触面積が得られるようにする．平面よりも**丸みを帯びた形態**が望ましく，1つの支台歯にのみ設定するのではなく，**多数の支台歯に設定**したほうが効果は増強する．またアタッチメントの長軸と義歯の着脱方向が平行ではなく傾いている場合は，アタッチメントの維持力の減少や摩耗が加速される．平行性を得るために支台歯の削除量が大きくなる場合は，アタッチメントの角度補正を検討する（図4-3-13）．

4章 すれ違い咬合におけるインプラント治療の効力と限界

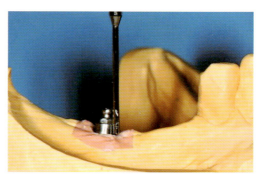

図 4-3-13 インプラントと平行に形成したガイドプレーン

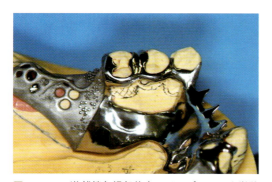

図 4-3-14 遊離端欠損部後方にインプラントを単独植立する場合は中間欠損になるため、レストは欠損側に設定する

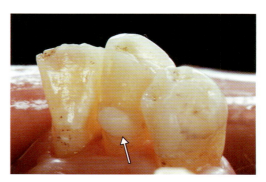

図 4-3-15 コンポジットレジンの築盛によるシンギュラムレストの付与（矢印）

■レストシート

遊離端欠損部後方にインプラントを単独植立する場合は中間欠損になるため，レストは欠損側に設定する（図 4-3-14）．さらに近遠心にレストを設置すると荷重方向の規制をより確実にし，効果的である．前歯の舌面レストは着力点が低く，義歯が前歯舌面の斜面を滑るのを防ぐため有効である．しかし下顎前歯部は上顎に比較してエナメル質の厚みが十分でないため，象牙質の露出を避けるためコンポジットレジンを築盛した後にレストシートを形成する（図 4-3-15）．

● 義歯床外形

　IRPDは強固なインプラント支持を利用することから粘膜負担を減少できる．特に遊離端欠損では，インプラント後方の粘膜支持は不要になることから，義歯床を短縮させることが可能である（図 4-3-16）．

　IRPDの義歯床形態の相違が義歯の負担圧配分に及ぼす影響に関するシミュレーション実験では，通常の遊離端義歯では，義歯床面積が小さくなるに従い，負担圧配分は大きな値を示したが，IRPDではほとんど変化が認められなかった（図 4-3-17，18）．したがって，欠損部後方のインプラント埋入により，義歯床面積の大きさに関係なく義歯の回転変位が抑制され，義歯床面積を小さく設定できる可能性が明らかになった[15]．

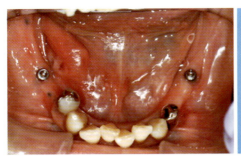
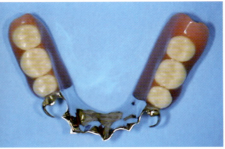
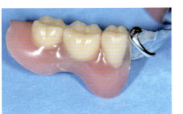
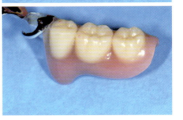

図 4-3-16　強固なインプラント支持を利用するため粘膜負担が減少でき，義歯床を短縮させることができる

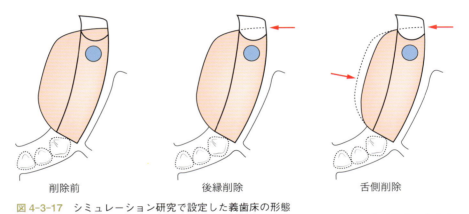

図 4-3-17　シミュレーション研究で設定した義歯床の形態
下顎両側性遊離端欠損を想定して，模型上の 7|7 相当部にインプラントを単独植立．義歯床の形態は床の削除前，後縁を 5 mm 削除，後縁および舌側を 5 mm 削除の順に床面積を変化させた

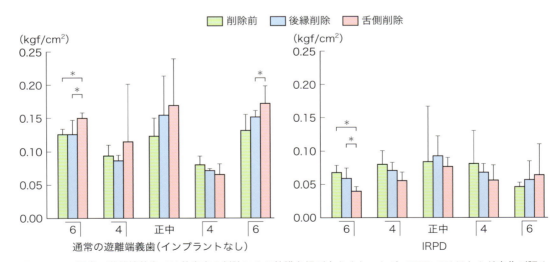

図 4-3-18　通常の遊離端義歯では義歯床の削除により粘膜負担が大きくなったが，IRPD ではほとんど変化が認められなかった

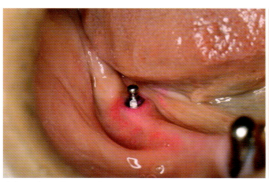
高径の高いボールアタッチメント

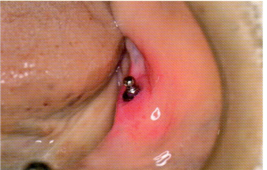
高径の低いボールアタッチメント

図 4-3-19 同一患者に異なる高径のボールアタッチメントを装着したところ，高径の高いアタッチメントのほうがプラークの付着が少なかった

　ただし，義歯床面積を小さくすると，遊離端義歯では機能時に側方移動，転覆，水平遠心回転などが大きくなりやすい．インプラントに加わる側方力を抑制するために，残存歯には連結強度の高い支台装置の選択や十分な直径と長さのあるインプラントを骨質の良好な部位に埋入する必要がある．

　また，インプラント周囲が義歯床で覆われると自浄作用が妨げられ，インプラント周囲の粘膜に炎症が生じやすくなる．インプラント周囲はできるだけ開放し，自浄性を高めることやアタッチメントの高径を歯肉縁上2mm以上に設定し清掃性を向上させることは予防歯科学的に重要である（**図 4-3-19**）．

● 義歯の強度

　インプラント治療後の補綴的合併症を調査した研究では，インプラントオーバーデンチャーの維持力の低下や調整，リライン，アタッチメントの破損，インプラントオーバーデンチャーの破損などの割合が多く，インプラント固定性補綴装置に比較しインプラントオーバーデンチャーのトラブル頻度が高いことが報告されている（**表 4-3-6**）[11]．

表 4-3-6 インプラント治療における補綴的合併症[11]

インプラントオーバーデンチャーの維持力の低下，調整	30%
前装部の破折（レジン）	22%
リライン	19%
アタッチメントの破損	17%
前装部の破折（陶材）	14%
インプラントオーバーデンチャーの破折	12%
対合補綴装置の破損	12%
補綴スクリューのゆるみ	7%
アバットメントスクリューのゆるみ	6%
補綴スクリューの破折	4%
メタルフレームの破折	3%
アバットメントスクリューの破折	2%
インプラント体の破折	1%

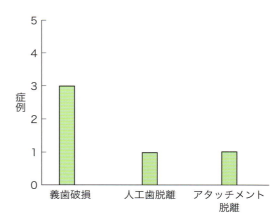

図 4-3-20 インプラント埋入後，IRPDを装着した患者23名の補綴臨床統計[12]

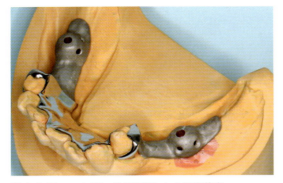

図4-3-21 ハウジングを適用した金属床義歯

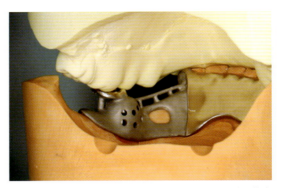

図4-3-22 立体的フレームワークを有する金属構造義歯

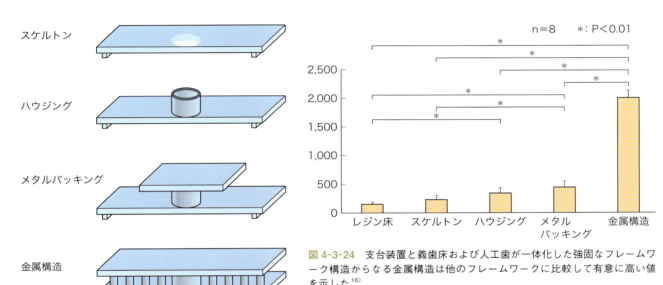

図4-3-23 フレームワークの模式図

図4-3-24 支台装置と義歯床および人工歯が一体化した強固なフレームワーク構造からなる金属構造は他のフレームワークに比較して有意に高い値を示した[16]

　一方，IRPDを装着した患者23名，6年間の予後調査の結果では，補綴装置のトラブルは義歯の破折が3症例，人工歯の脱落，マグネットアタッチメントフィメールの脱落がそれぞれ1症例ずつであった（図4-3-20）[12]．IRPDにおけるインプラントは，オーバーデンチャーの支台歯と同様に用いられるため，構造上限られたスペースに人工歯，義歯床，アタッチメントを設置する必要がある．特に**インプラントは被圧変位しないことから支台装置上は義歯の応力が集中しやすいため，破折の好発部位**となる．

　長期経過からみると義歯の強度が明らかに不足している場合が多く，特にアタッチメントを支点とした義歯の破折が多く認められる．**二重構造を主たる骨組とした金属構造義歯は義歯の破損防止に有効**である（図4-3-21，22）．オーバーデンチャーの補強法に関するシミュレーション研究では5種類の義歯構造の破折強度を測定した結果，金属構造，メタルバッキング，ハウジング，スケルトン，レジン床（Control）の順に高い値を示した（図4-3-23，24）[16]．特に支台装置と義歯床および人工歯が一体化した強固な金属構造は，他のフレームワークに比較して有意に高い破折強度を示した．

● アタッチメントの選択

■デンチャースペース

　IRPDやインプラントオーバーデンチャーは，アバットメント，メール，フィメール，ハウジング，義歯床，人工歯などにより構成されているため，あらかじめデンチャースペースを採得しアタッチメントを選択する（図4-3-25）．旧義歯の咬合高径と義歯外形が不良な場合は術前に修正を行うか，治療用義歯を新製して適切な義歯外形を設定し直す必要がある．上部構造製作時にはピエゾグラフィーやフレンジテクニックなどを用い，筋圧面形態を確認後，アタッチメントの種類を選択する（図4-3-26）．

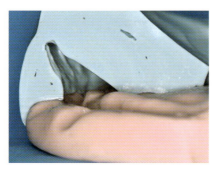

図4-3-25　術前に旧義歯と下顎安静位を検査し，アタッチメントのクリアランスを検討する

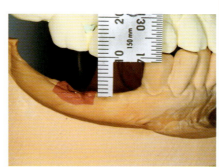
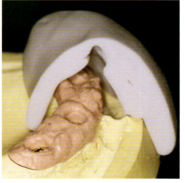

図4-3-26　ろう義歯上でシリコーンコアを製作し，アタッチメントに必要なクリアランスを確認後，アタッチメントを選択する

■維持力

　患者満足度を左右する因子に義歯の維持力があげられる．最適な維持力は，患者が義歯を自分で取り外せ，しかも機能時には決して外れない力である．図4-3-27にIRPDに単独で使用される各種アタッチメントの維持力を示す[17]．ロケーターアタッチメントがボールアタッチメント，マグネットアタッチメントに比較し大きな維持力を示し，2本支台は1本支台に比較して約2倍の大きな値であった．義歯として必要な維持力は800g〜2kgの

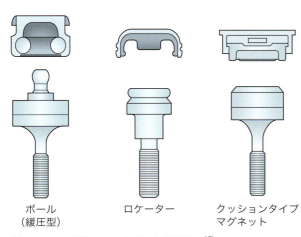

図4-3-27　各種アタッチメントの維持力[17]

範囲にあると報告されているが[18], IRPDではインプラント以外にも天然歯を支台装置として用いることが可能であるため, 維持力すべてをインプラントに求める必要はない.

また将来, **患者が高齢化し巧緻性が低下したり, 介護が必要になったときは, 取り外しやすいアタッチメントに交換する必要が出てくるため, さまざまなアタッチメントに対応できるインプラント体を最初に選択する**ことも重要である.

ロケーターアタッチメントのような維持力の異なるナイロン製のリテンションディスクを任意に選択できるシステムも便利であるが, 維持力が早期に低下しやすい欠点もあわせて考慮しておく.

■義歯の動きの許容性

IRPDで欠損部後方に埋入されたインプラントの役割としては支持力のみを期待することも多い. そのためアタッチメントを使用せず, ヒーリングアバットメントやドーム状コーピングでも目的を達成することができる(図4-3-28). しかし患者満足度を向上させるため, ある程度の維持機能を有するスタッドタイプのボールアタッチメント, マグネットアタッチメント, ロケーターアタッチメントが使用されることもある(図4-3-29).

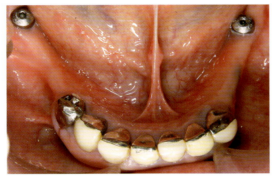

図4-3-28 支持機能を有するヒーリングアバットメント

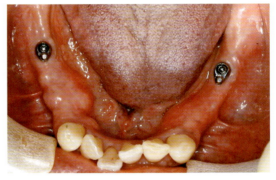

図4-3-29 維持, 支持機能を有するボールアタッチメント

● アタッチメントの臨床評価

インプラントオーバーデンチャーの場合, 使用するアタッチメントによって, 咀嚼能率, 維持力, 患者満足度, メインテナンス, 歯周組織に影響があると考えられる. そこでインプラントオーバーデンチャーに使用するアタッチメントの臨床成績を文献的に考察し, その選択基準を確認する(表4-3-7).

表4-3-7 アタッチメントの特徴と比較(Andreiotelli M [27] 一部改変)

	バー	ボール	マグネット
デンチャースペース	△	◎	◎
清掃性	△	◎	○
咀嚼能率	○	○	△
維持力	◎	○	△
メインテナンス	◎	○	○
患者満足度	○	○	△
歯周組織	○	○	◎

■機能的・力学的評価，メインテナンス，患者満足度

バーアタッチメント，ボールアタッチメント，マグネットアタッチメントを比較した調査では，マグネットアタッチメントが維持力[19-22]，咀嚼能率[23]，患者満足度[24]について劣っており，最も高い頻度で修理，調整が必要であったと報告されている[19,20,22,25-27]．しかしながら，維持力の減衰は最も小さく，安定した維持力を長期に持続した．またマグネットアタッチメントは現在では改良が進み，形態，維持力，耐久性も向上しており，クリアランスが少なくても使用できる大きな利点がある．一方，バーアタッチメントは歯肉増殖などの粘膜異常の発生率が高く，衛生学的管理が必要であるが，バーアタッチメントとボールアタッチメントは，機能的，力学的観点の両面から有用であることが示された．

■歯周組織評価

平均プラーク指数，出血指数，付着レベルの変化，ペリオテスト，辺縁骨レベルにおいてアタッチメント間に有意差は認められなかった．しかし有意差がないものの辺縁骨の吸収はマグネットアタッチメントがバーアタッチメント，ボールアタッチメントの約1/2を示し，最も少なかった[5-19,28-30]．

マグネットアタッチメントはインプラントに対して有害な側方力を与えない利点を有するが，患者満足度はバーアタッチメント，ボールアタッチメントが優れていた．アタッチメントの選択ではこうした特徴をよく理解し，生体側の因子（骨質，骨量，咬合力），インプラント本数，アタッチメントの連結の有無を考慮して治療計画を立案する必要がある．

● アタッチメント使用時の注意点

上顎無歯顎やすれ違い咬合のIRPDは成功率が低いため，バーによるインプラントの連結が推奨される（図4-3-30）．しかしデンチャースペースなどの制約により連結が困難な場合には，**インプラントの負担を軽減させるためにクッションタイプマグネットアタッチメントや緩圧型ボールアタッチメントを選択**する（図4-3-31）．

緩圧型ボールアタッチメントはフラットトップのボール状のメール部とOリングゴム

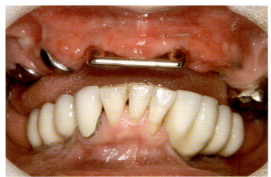
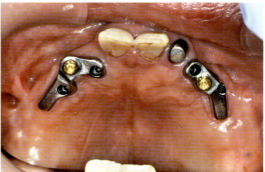

図4-3-30　上顎に複数本のインプラントを埋入したIRPDでは，バーによる連結が安全

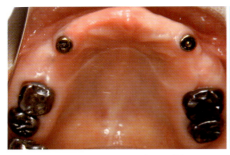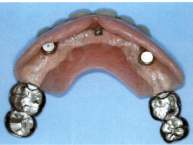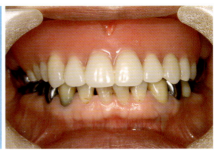

図 4-3-31　クッションタイプのマグネットアタッチメントを適用した IRPD

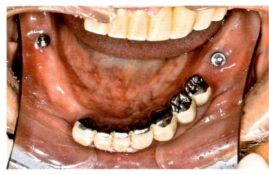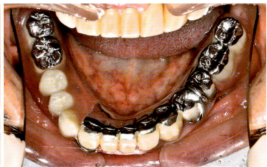

図 4-3-32　緩圧型ボールアタッチメントを適用した IRPD

を有するフィメール部からなり，メール上部は高さ 2.9 mm，直径 1.75 mm の球状にチタン合金をミリング加工し製作されている（図 4-3-32）．フィメール部は内径 1.35 mm の O リングと上部にスペースを付与したメタルハウジングから構成されており，付与されたスペースにより 0.3 mm，0.5 mm の沈下を制御できるため，インプラントと粘膜の被圧変位量の差が補正可能である．

● トラブルへの対応

インプラントデンチャーのトラブルは固定性インプラント補綴に比較して多様であり，発生頻度も高い．したがって，メインテナンスも固定性より間隔を短くする必要があり，早期の対応が不可欠である．特にすれ違い咬合に適用した IRPD は他の遊離端欠損よりも慎重な経過観察が必須である．

■オーバーデンチャーの破折，人工歯の脱離

インプラントデンチャーにおいても義歯の破損，人工歯の脱離，摩耗，顎堤の吸収など従来の義歯と同様のトラブルが認められ（図 4-3-33, 34），必要に応じて義歯修理，リライン，再製作が行われる．インプラントデンチャーでは義歯床下にアタッチメントが設置されるため，義歯の破折も生じやすい．義歯の破折にはフレームワークを三次元的に構築し，義歯の強度，剛性を高めることが有効であるが，その際には**アタッチメント上をフレームワークで被覆し，できれば頰側まで延伸することが重要**である．人工歯の脱離防止に

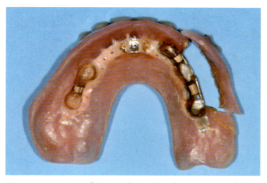

図 4-3-33 インプラントオーバーデンチャーの破折

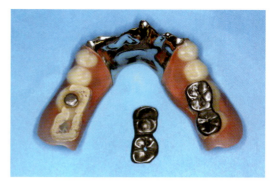

図 4-3-34 人工歯の脱離

は人工歯基底面に十分なアンダーカットと接着処理を行い，摩耗に関してはメタルティースやジルコニアティースの応用が有効である．

■インプラント周囲炎，骨吸収

インプラントのトラブルにはインプラント周囲炎や骨吸収が認められる（図 4-3-35）．インプラント周囲炎の治療では歯肉縁上，縁下のプラークコントロールを徹底的に行い，再評価した後，外科的療法が適応となれば全層弁を形成し，インプラント表面の汚染物質を除去する（図 4-3-36）．またインプラントに過大な力が加わらないように義歯を適切に調整し，フォースコントロールに留意する．

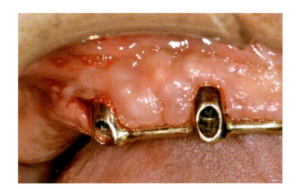

図 4-3-35 バーアタッチメントに認められたインプラント周囲炎

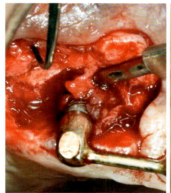
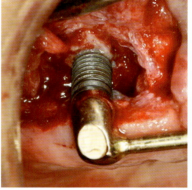

図 4-3-36 全層弁を形成し，インプラント表面の汚染物質を除去する

■アタッチメントの破折，インプラントの脱落

咬合支持がないすれ違い咬合では義歯非装着時に上顎のインプラントに対合歯が咬合接触しやすいことから，アタッチメントの破損やインプラントの脱落などのトラブルが生じる場合がある（図 4-3-37）．ブラキシズムの存在やアタッチメント上に接触痕を発見したら，義歯の就寝時装着やナイトデンチャーの使用を勧める．

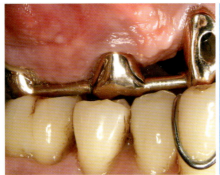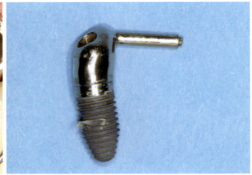

図 4-3-37　上顎のインプラントは対合歯と咬合接触しやすいことから，アタッチメントの破折やインプラントの脱落に至る場合がある

■アタッチメントのトラブル

　アタッチメントのトラブルは種類や形態により異なるが，多くはスクリューの破折や緩みによるアタッチメントの脱離や経年的使用による維持力の低下である（図 4-3-38）．トラブルはスクリューの交換や再固定，アタッチメントの交換で解決する．また，こうしたトラブルが頻繁に生じる場合は，義歯の動揺や咬合の異常を疑い，アタッチメントに過大な力が加わっていないか咬合接触や義歯の適合を再確認すべきである．

　バーアタッチメントでは軟組織の増殖（図 4-3-39）が大きな問題である．インプラント周囲やバーの下面はプラークが付着しやすく不潔になりやすいため，徹底したプラークコントロールが必須である．

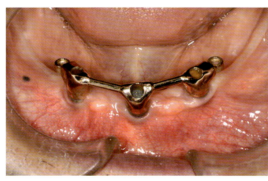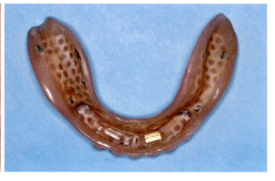

図 4-3-38　バーアタッチメントのフィメールの脱離

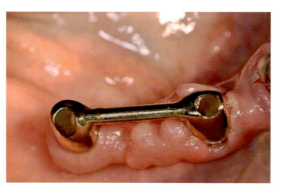

図 4-3-39　バーアタッチメント下の軟組織の増殖

CHAPTER 5

すれ違い咬合以外の
パーシャルデンチャー
難症例

CHAPTER 5
すれ違い咬合以外のパーシャルデンチャー難症例

1 低位咬合

　欠損補綴治療の難症例の1つに低位咬合がある．低位咬合は咬頭嵌合位が適正な咬合高径よりも低い位置にある咬合状態，すなわち上下顎の残存歯間に咬合接触があり，顎位が保持されているが，患者本来の咬合位より低くなっているものである．低位咬合の原因には高度な咬耗，カリエスによる実質欠損，歯冠の崩壊，欠損の長期間放置，不良補綴装置の装着，補綴装置の破損，不完全な萌出，上下顎の歯列弓の大きさの相違などがある．

● 低位咬合の口腔内所見

　低位咬合症例の口腔内に認められる変化は，咬合高径の低下による前歯部のオーバーバイトの増加（図 5-1-1），欠損部の対合歯の挺出による咬合平面の乱れ（図 5-1-2）などであり，多くの場合に咬合平面の改善が必要になる．
　また，ブラキシズムなどの悪習癖を有する患者では，過大な側方力が加わりやすいため，残存歯が歯周疾患に罹患していることが多い．
　顎関節部では下顎の後方偏位（図 5-1-3）を起こしやすいため，顆頭が後方ないし上方へ偏位して関節円板や下顎窩を圧迫することがある．

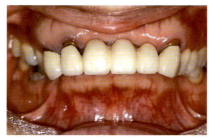

図 5-1-1　前歯部オーバーバイトの増加

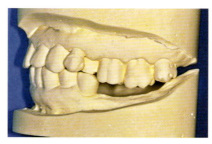

図 5-1-2　対合歯の挺出による咬合平面の乱れ

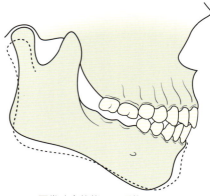

------ : 正常咬合状態の下顎位

図 5-1-3　下顎の後方偏位

● 低位咬合を補綴する際の問題点

■固定性補綴
①臼歯部では保持力や強度が不足しやすい．
②前歯部では望ましい被蓋関係が得られない．
③歯冠長が短く，審美的に劣る．

■可撤性補綴
①欠損部の対合歯が挺出しているため，デンチャースペースが得られにくい．
②歯冠が短くなっている場合は理想的なクラスプ設計は困難で，適切な維持や安定が得にくい．
③咬合が緊密な場合が多く，レストを設置するスペースが少ない．
④過大な咬合力が加わるため，義歯の破折などのトラブルが多い．

● 補綴治療における咬合挙上の考え方

術前の咬合高径が低下している場合でも，臨床症状がなく，多数歯の治療の必要がない場合は，無理に咬合挙上せず，現状の咬合高径を選択することもある（図 5-1-4）．しかし多くの症例では，補綴スペースを確保するために，咬合挙上，対合歯の削合が必要になる．すでに広範囲にわたる不良補綴装置の装着，補綴装置の脱離，抜歯部位の放置などで咬合が崩壊し，低位になっている場合は，下顎位を修正して咬合挙上を行うべきである．

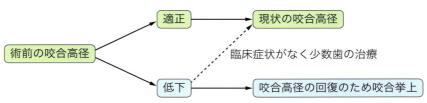

図 5-1-4　咬合高径決定の手順

● 咬合挙上の際の留意点

咬合挙上をする前に下顎が後方に変位していないかX線写真検査を行う．下顎が後方位にある場合は，スプリント，咬合挙上床（図 5-1-5）や義歯などを使用して前方位に誘導し，下顎位の修正を行う．下顎が前方に誘導されない場合は，前歯部が開咬になりやすいので，前歯部，臼歯部の双方で咬合接触する補綴装置が必要になる．

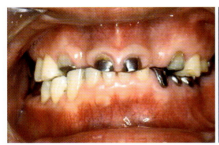
前歯部ブリッジの脱離

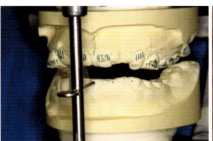
咬合挙上

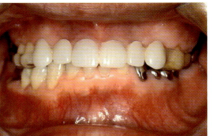
咬合挙上床の装着

図 5-1-5　咬合挙上

低位咬合の基本的な処置方針

①固定性補綴によるオーラルリハビリテーション
　天然歯，インプラントなどの固定性補綴により咬合位を保持する．歯根膜，インプラント支持が主体となる．

②パーシャルデンチャーによるオーラルリハビリテーション
　パーシャルデンチャーを用いて咬合の再構成を図ることにより，支台歯の負担能力に応じた設計が可能になる．

③オーバーデンチャー
　少数歯残存症例には支台歯に負担荷重が生じないよう，粘膜負担が可能なオーバーデンチャーの適用が有効である．

CLINICAL HINTS

咬合高径の決定

　アンテリアガイダンスを確保し，顎関節を過度な負担から保護するためにも垂直的な咬合高径を保持することは重要である．咬合高径の決定法には安静空隙量，形態計測，咬合力，発音時の下顎位，嚥下位，下顎位置感覚，セファロ分析などさまざまな方法が試みられている．しかし，咬合高径はある程度臨床的許容量をもち合わせていることや，その成否も患者の反応という主観的な評価に頼るところが大きいため，1つの方法だけではなく複数の方法を用い決定すべきである．

case 1 …… 固定性補綴によるオーラルリハビリテーション

患　者：65歳，女性
主　訴：咀嚼障害，審美障害
残存歯： $\dfrac{76\ \ 4321\,|\,1234\ \ 67}{321\,|\,1234\ \ 7}$
歯科的既往歴：2012年4月に下顎に両側遊離端義歯を装着したが，義歯の違和感が強く，インプラント治療を希望
全身的既往歴：乳がん（9年前に摘出手術を受けたが，現在経過良好）

本症例における問題点とその対応・治療方針

①上顎前歯部の正中離開と低位咬合

　前歯部の被蓋および歯軸の改善，空隙の閉鎖を行うためには，補綴治療か矯正治療が必要である（図5-1-6）．本症例では侵襲の程度を小さくし，歯質の保護を優先するため矯正治療を選択する．臼歯部の咬合支持は片側性で，下顎前歯の切縁は上顎歯肉に咬み込んでいるため，矯正治療の前処置として現在使用している義歯を治療用義歯に改造し，咬合挙上を行い，低位咬合を修正する．両側の咬合支持を確保するため右側大臼歯部にインプラントを1本埋入し，使用している義歯をインプラントパーシャルデンチャー（IRPD）に改造し，義歯の沈下を抑制する．

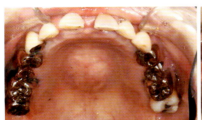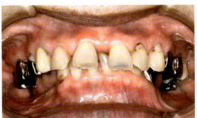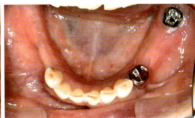
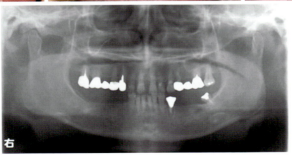

図5-1-6　初診時の口腔内写真とパノラマX線写真

②咀嚼障害

　臼歯部による咬合支持の不足により義歯床下粘膜の痛みや咀嚼障害が生じている．患者は義歯の違和感から固定性補綴装置を希望したため，矯正治療後，下顎には固定性インプラント補綴を行った．

> 治療経過

　旧義歯は ③ に切縁レストを付与したエーカースクラスプ，④ にレジンの咬合面レストを付与した ③④ の双子鉤，⑦ はオーバーデンチャーの設計がなされていた（図 5-1-7）が，咬合時に右側義歯床下粘膜の痛みが生じていた．咬合挙上する際には右側の支持力不足による顎堤粘膜の疼痛が考えられたため，⑥ 相当部にインプラントを 1 本埋入し，義歯の沈下を防止する設計とした（図 5-1-8）．

　インプラント埋入 2 か月後，ヒーリングアバットメントを装着し，使用中の義歯を IRPD に改良し，咬合挙上，矯正治療を開始した．咬合高径の設定は，現状の咬合高径，下顎安静位，安静空隙量を参考とするが，患者の顔貌，前歯部の矯正治療に必要なスペース，最終補綴装置の設定スペースなども考慮し，前歯部で 6 mm の咬合挙上を行った（図 5-1-9）．

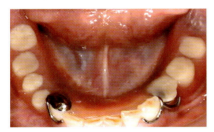

図 5-1-7　咬合挙上前の義歯

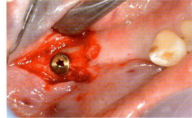

図 5-1-8　右側遊離端欠損後方部（⑥ 相当部）にインプラントを 1 本埋入し，義歯の沈下を防止する

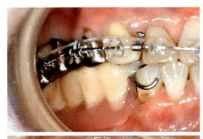
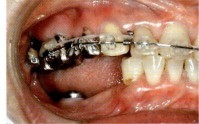
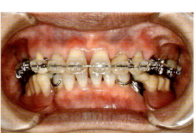
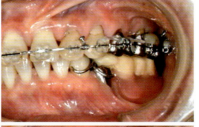
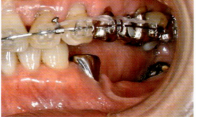

図 5-1-9　患者の顔貌，前歯部の矯正治療に必要なスペースや最終補綴装置の設定スペースなども考慮し，前歯部で 6 mm 咬合挙上した

咬合挙上，矯正治療終了後，臼歯欠損部のインプラント治療を開始した．インプラント治療前に辺縁性歯周炎により経過不良である 7̄ は抜歯し，臼歯部の欠損は固定性インプラント補綴を選択した．すでに埋入してある |6 相当部のインプラントに加え， 4|46 ̄ にインプラントを3本埋入し，短縮歯列で補綴することとした（図5-1-10）．インプラント埋入後，非荷重期間を経て，通法に従い，印象採得，咬合採得，FGP描記を行いプロビジョナルレストレーションを装着した（図5-1-11，12）．

プロビジョナルレストレーション装着時の顎関節の状態を顎関節X線規格写真により検査したところ，顆頭の位置はやや前方位と判断し（図5-1-13），咬合調整を行った．

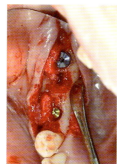
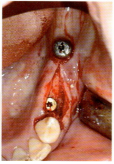
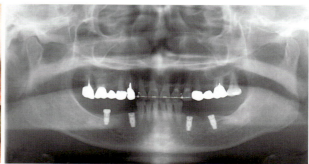

図5-1-10　4|46 ̄ にインプラントを埋入

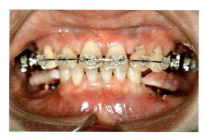

図5-1-11　印象採得，咬合採得後，FGP描記

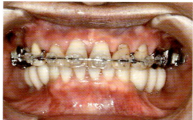
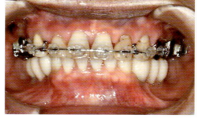

図5-1-12　プロビジョナルレストレーション装着

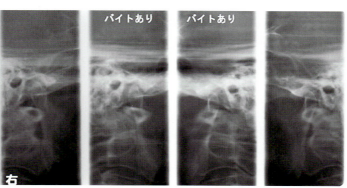

図5-1-13　プロビジョナルレストレーション装着時の顎関節X線規格写真

最終補綴装置を製作する前に，側面頭部 X 線規格写真を用いて患者の顔貌の下顔面高（LFH）の分析を行った（図 5-1-14）．本症例の LFH は 40°であり，日本人の平均（49±4°）と比較するとやや小さな値を示した．しかし患者固有の顎顔面形態に即した LFH と比較すると，本症例のような短顔型の平均値は 38°と報告されており[1]，若干大きな値であった．プロビジョナルレストレーションで経過観察後，残存歯，顎関節，咀嚼筋群などに不調和を認めなかったため，この咬合高径は適切であると判断し，最終補綴装置を製作した（図 5-1-15〜17）．

　咬合高径の低下の原因の1つにブラキシズムがある．ブラキシズムの対応にはナイトガードを製作し，夜間着用することを指導した．現在，インプラント装着後，約3年経過しているが，残存歯，顎関節，咀嚼筋群などに不調和はなく，インプラント周囲の骨吸収，上部構造の破損，スクリューの緩みは認められず良好な経過を示している．

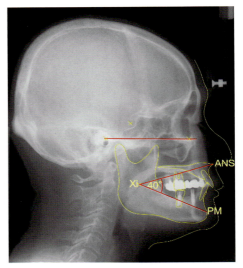

図 5-1-14　側面頭部 X 線規格写真

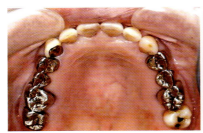
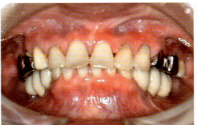
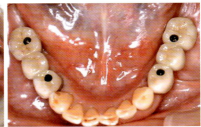

図 5-1-15　スクリューリテインによる上部構造装着

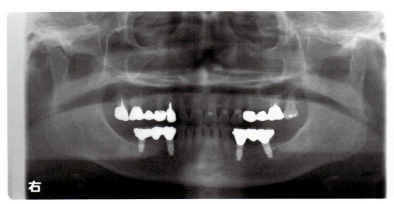

図 5-1-16　上部構造装着後のパノラマ X 線写真

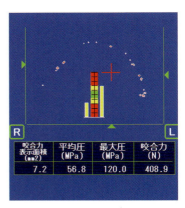

図 5-1-17　デンタルプレスケールによる咬合検査

CLINICAL HINTS

咬合挙上量の目安と経過観察期間

　正常有歯顎者の安静空隙量は 2.0〜5.0 mm の範囲であり，安静空隙量が 5.0 mm 以上は低位咬合，2.0 mm 以下は高位咬合とされている．

　咬合挙上量の目安として安静空隙内であれば咬合高径を挙上することは可能であり，生体はその変化を許容する．有歯顎患者で咬合高径を挙上し安静空隙量がなくなっても，2〜4 週間で適応し，また同程度の安静空隙量が獲得されたという報告もある[2,3]．挙上後，新たな安静空隙が生じるので，さらに再挙上することも可能である．しかし基本的には補綴治療に必要な最小限の挙上量とし，治療用義歯，シーネなどを装着して経過観察する必要がある．

　補綴治療の必要性から咬合高径を変更した場合，中心位の状態で歯が均等に接触していれば，歯槽骨のリモデリングにより生体は自然に適正な咬合高径に戻ろうとする[2,3]．咬合高径の後戻りは咬合高径変更後の 6 か月間に顕著に認められるため，咬合高径を変更した症例では最終補綴まで，6 か月程度はプロビジョナルレストレーションや治療用義歯で咬合調整を慎重に繰り返し行い経過観察を行う．

CLINICAL HINTS

側面頭部 X 線規格写真

　側面頭部 X 線規格写真（セファロ）を用いて患者の顔貌の Facial Pattern を観察したうえで下顔面高の分析を行い，咬合高径決定の参考にする方法は有効である[4]．咬合高径の評価に用いた LFH は，ANS（前鼻棘）と Xi（Xi は下顎枝の想定上の重心でセファロ上の作図であり，おおむね解剖学的には下顎孔の位置に当たる）および Pm（オトガイ隆起点）のなす角度で求められ，垂直顎間距離の指標となる．日本人では 49±4°が平均値で，成長の影響を受けることなく一定とされており[5]，咬合高径の変化を客観的な数値として評価することが可能である．

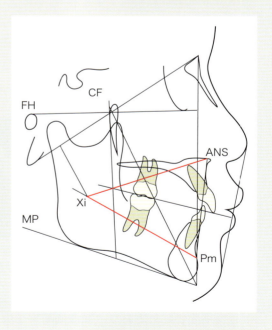

case 2 …… パーシャルデンチャーによるオーラルリハビリテーション

患　者：71歳，女性
主　訴：咀嚼障害，義歯の破損
残存歯：$\frac{4134567}{875432112456}$　（ 41| コーピング）
歯科的既往歴：約5年前に上顎義歯を装着したが，義歯の破折が繰り返し認められ，人工歯の咬耗も進んでいる．咬合位は左側臼歯部のみで保持され， 41| 部にはコーピングが装着されデンチャースペースは少ない（図 5-1-18）．顎関節，咀嚼筋は自覚的，他覚的に異常を認めない．

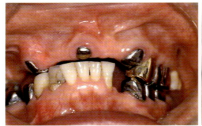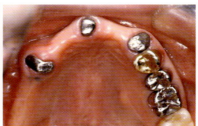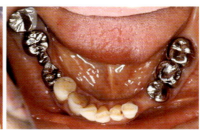

図 5-1-18 初診時の口腔内所見．左側臼歯部で咬合位を保持している． 41| コーピング部のデンチャースペースが少なく，義歯破損を繰り返す

本症例における問題点とその対応・治療方針

①咬合高径の低下

デンチャースペースの不足を改善するには，咬合挙上が必要であり，安静空隙量の検査から挙上量を決定する．下顎は残存歯周囲の歯槽骨の吸収は中等度で，咬合平面が乱れていたため可撤性義歯により残存歯の二次固定と咬合平面の改善を図った．咬合挙上によって義歯に大きな機能力が加わることが予想されるため，可能な限り残存歯に支持を求める義歯設計とする（図 5-1-19）．

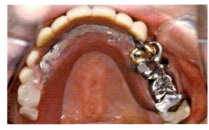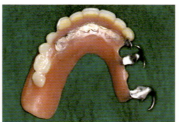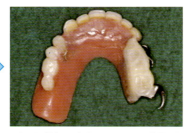

図 5-1-19 旧義歯を治療用義歯に改造し咬合挙上を図った． |4567 咬合面に即時重合レジンを付与し咬合面レストを設置，人工歯，義歯床部も即時重合レジンを添加し咬合位を保持させた

②咬合平面の修正

咬合平面が乱れており，顎機能障害を生じる原因ともなるため，上下顎に咬合面レストを付与し咬合平面を改善する．咬合面レストは義歯の動揺を抑制し，二次固定を図り，咬合を保持しながら残存歯の変化への対応が可能である．

③破折しない高い強度の義歯設計

義歯の破損と人工歯の咬耗を防止するため，高い剛性を有する金属構造義歯を選択した．上顎金属構造義歯の床基底面はレジンで製作する全面レジン型とし，義歯不適合時のリラインを容易に行えるように設計する．

通法通りに印象採得，咬合採得，人工歯排列終了後，複印象を採得し，金属構造フレームワークを製作する（図 5-1-20）．下顎は両側性義歯とするため，印象，咬合採得後，フィットチェッカーにて舌側のデンチャースペースを記録し（図 5-1-21），義歯の異物感に配慮して舌房を侵害しないデンチャースペース内に義歯を製作する．

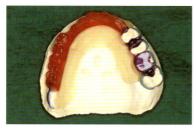
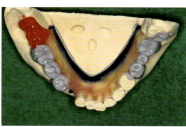

図 5-1-20 複印象後に耐火模型を製作し，フレームワークのワックスアップを行った

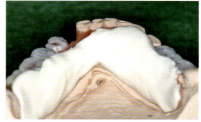

図 5-1-21 印象採得，咬合採得後，フィットチェッカーにて舌側のデンチャースペースを記録した

設計の要点

上顎は |4567 に咬合面レストを付与したエーカースクラスプを支台装置とした．連結装置はホースシュータイプとし異物感の軽減を図った．基底面は将来リラインを容易に行えるよう全面レジン型とし純チタン3種で金属構造義歯を製作した（図 5-1-22, 23）．

下顎は 8765|456 に咬合面レストを付与し，75|46 にエーカースクラスプを設計した．連結装置はリンガルプレートを選択し，金属構造フレームワークを純チタン3種で製作した（図 5-1-22, 23）．

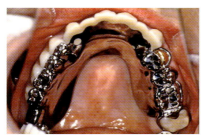
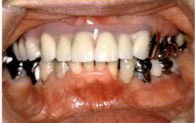
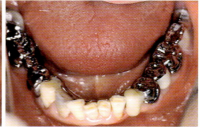

図 5-1-22 新義歯装着時

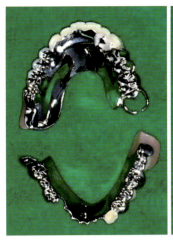
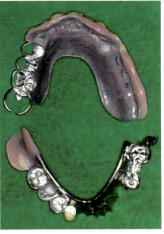
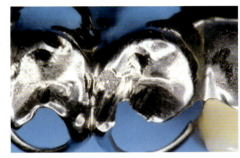

図 5-1-24 メタルティースの咬耗

図 5-1-23 純チタン3種で製作した金属構造義歯

チタン鋳造による金属床義歯の経過

義歯装着8年後にメタルティースの咬耗が認められた（図 5-1-24）。純チタンを用いた金属構造義歯は補綴装置の軽量化や生体親和性の観点から有効であるが，メタルティースに使用した場合に咬耗が認められる．純チタンは他の金属との組み合わせよりも純チタン同士のほうが摩耗しやすい．また，純チタン同士でもグレード硬さの異なる組み合わせのほうが，摩耗量は減少することが明らかになっている[6]．

CLINICAL HINTS

治療用義歯による咬合挙上

咬合挙上を行う場合は可逆的な方法を用いることが望ましい．咬合高径を変更した場合，残存歯，顎堤，顎関節，咀嚼筋群などに不調和が生じることがあるため，残存歯部をすぐに暫間被覆冠に置き換えるのではなく，治療開始時の咬合高径にいつでも戻せるよう，残存歯形態を変更せずにスプリントや治療用義歯を使用する．治療用義歯で咬合挙上を試みる場合，残存歯の咬合接触がなく，義歯のみで咬合挙上を行うと床下粘膜や支台歯の負担が大きくなる．そのため，咬合面レストで咬合接触を付与すべきである．

case 3 …… オーバーデンチャーによるオーラルリハビリテーション

患　者：50歳，男性
主　訴：咀嚼障害，審美障害
残存歯： 6 4321｜1 3
　　　　　 87 5 321｜1234 78 　（ 6 ｜7｜5 残根）
歯科的既往歴：残存歯は中等度の歯周疾患に罹患しており 3｜27 は保存困難である．約5年前に上下顎義歯を装着した．上顎義歯は義歯床面積が小さく，床下粘膜に発赤，疼痛が認められ，人工歯の咬耗も進んでいた． 64｜56 の欠損部には2床のパーシャルデンチャーが装着されていた（**図 5-1-25**）．下顎前歯部は高度の咬耗が認められ，咬合平面が乱れており，デンチャースペースは少ない．顎関節，咀嚼筋は自覚的，他覚的に異常を認めない．

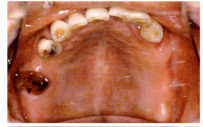
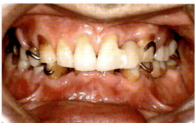
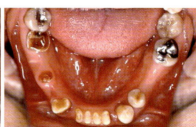
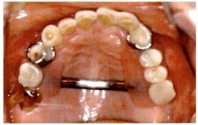
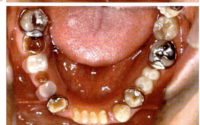

図 5-1-25　初診時の口腔内および義歯装着時所見

本症例における問題点とその対応・治療方針

①著しい残存歯の咬耗による咬合高径の低下

咀嚼機能と審美性の回復を目的に，まず治療用義歯の装着を行う．咬合高径は安静空隙量の検査および天然歯の平均的解剖学的歯冠長を参考とした形態計測法を用いて決定する．下顎残存歯は高度の咬耗により咬合平面の修正が必要なことから，残存歯の根管治療後に最終義歯をオーバーデンチャーとする．

②支持力の不足

咬合の挙上により義歯には大きな機能力が加わることが推測され，粘膜支持義歯では顎堤の異常吸収などを招くおそれがあるため，歯根膜支持に重点をおいた義歯の設計を行う．またパラタルバーをパラタルプレートに変更し，粘膜支持の増強を図る．

③義歯の破損

コーピング部は義歯床の厚みが十分確保できないことや，支台歯が支点となり人工歯の脱落や義歯床の破折頻度が高くなることが予想されるため，下顎義歯は金属構造義歯とする．

> 治療経過

下顎は咬合検査を兼ねて治療用義歯をまず製作した．咬合高径は安静空隙量の検査および天然歯の平均的解剖学的歯冠長を参考とした形態計測法を用い咬合挙上を行った（図 5-1-26）．

下顎治療用義歯の設計は 8|8 にリングクラスプを選択し，咬耗の著しい前歯部はそのまま義歯により被覆してオーバーデンチャーとした（図 5-1-27）．上顎義歯は強度向上を図り，金属床義歯とした（図 5-1-28）．義歯の設計は 43| に双子鉤，|3 にエーカースクラスプを設計し，連結装置は支持力を向上させるためパラタルプレートを適用した．

上下顎義歯を装着後，保存困難な 3|27 を抜歯し，87521|134 はコーピングを装着した（図 5-1-29）．

経過観察後，残存歯，顎堤，顎関節，咀嚼筋群などに不調和が生じなかったため，下顎に最終義歯を製作することとした．下顎義歯の設計は |8 キャップクラスプ，87521|134 コーピングテレスコープとした金属構造義歯のオーバーデンチャーを製作した（図 5-1-29〜31）．

上顎義歯装着から 7 年後，|6 を歯周疾患により抜歯，義歯修理を行った．下顎義歯装着 13 年後に 87| の自然脱落により来院したため，即時重合レジンを用いた即日修理を行った（図 5-1-32）．

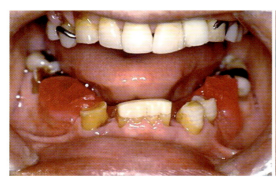 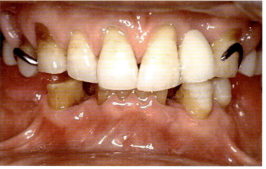

図 5-1-26　咬合採得時．天然歯の平均的解剖学的歯冠長を参考に咬合を挙上した

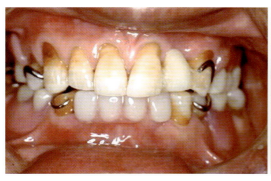 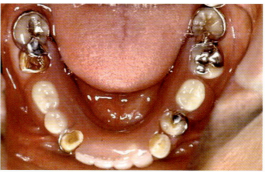

図 5-1-27　装着した下顎治療用義歯．義歯により咬合が挙上された

5章 すれ違い咬合以外のパーシャルデンチャー難症例

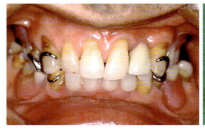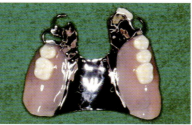

図 5-1-28　上顎の金属床義歯と義歯装着時．義歯は破折強度を向上させるため金属床義歯とした

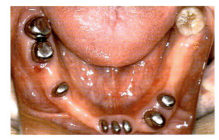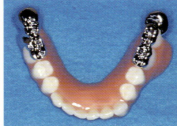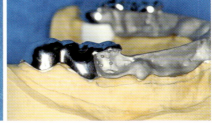

図 5-1-29　装着した下顎のコーピング

図 5-1-30　下顎の金属構造によるオーバーデンチャー．コーピング部はメタルタッチになっている

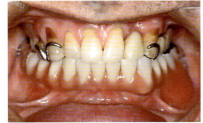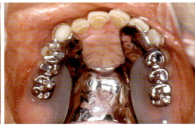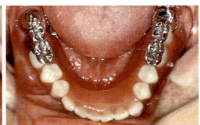

図 5-1-31　上下顎義歯装着時．下顎のメタルティースと対合する上顎臼歯部咬合面は，メタルティースに置換して，義歯の補強と咬耗の防止を図った

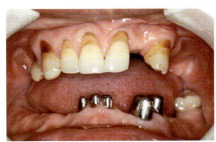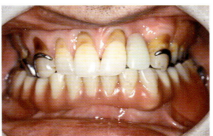

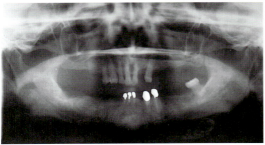

図 5-1-32　下顎義歯装着から13年後の口腔内所見と義歯装着時およびパノラマX線写真

> **設計の要点**
>
> ①上　顎
>
> 　義歯のたわみを抑制し破折強度を向上させるために金属床義歯を設計し，人工歯にはメタルティースを用いた．また，大連結子にはパラタルプレートを用いて粘膜支持を求める設計とした．
>
> ②下　顎
>
> 　高度の咬耗，歯周疾患が進行している残存歯に対しては，歯冠・歯根比を改善し，オーバーデンチャーを選択した．残存歯にはコーピングやキャップクラスプを用いることで支持機能を最大限に増大し，さらに維持と把持を最大限に求めた設計とした．義歯の破折を防止し，剛性を高めるために金属構造義歯を適用する．ただし，患者の審美的要求を考慮してメタルティースの適応は大臼歯部のみとし，小臼歯部はＴ字構造のフレームワークとし，硬質レジン歯を排列した．また，将来的にリラインできるように床基底面は全面レジン型とした．

CLINICAL HINTS

形態計測法

　形態計測法とは，咬合高径を決定する際に歯冠高径や咬頭嵌合時の顔面高などの形態的因子を参考にする方法である．

　①歯冠高径を参考にする場合，歯肉縁から咬頭頂あるいは切縁までの歯冠高径の長さを測定し，天然歯の平均的解剖学的歯冠長と比較して咬合高径が適正か否かの参考とする．

　②咬頭嵌合時の顔面高を参考にする場合，瞳孔－口裂間距離（a）と鼻下－オトガイ間距離（b）を比較すると，咬合高径が適正な場合は（a）＝（b）となる．

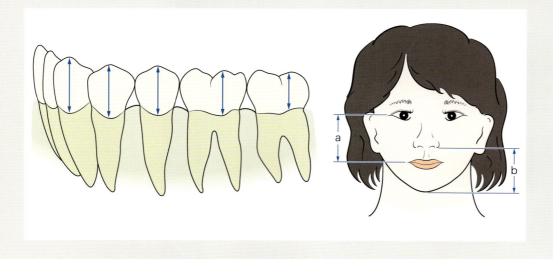

2 審美性が求められる症例

● 審美性が求められるパーシャルデンチャー難症例

　パーシャルデンチャー難症例はある程度の連続した大きな欠損を伴っている．しかし，前歯部に大きな欠損を生じている場合には審美的回復が困難な症例は少なく，むしろ前歯部残存症例ではクラスプなどの支台装置の設計により審美不良となりやすい．前歯に対しても支持・把持・維持を得る必要があり，支台装置を審美領域に設計しなければならないからである．インプラントを欠損側隣接歯近くに埋入することでインプラントに維持を担わせ，残存歯上の支台装置を省略する方法もあるが，本項ではインプラントを利用しないパーシャルデンチャーでの対応を解説する．

● 問題点とその対応

■問題点
①維持を得るための最も一般的な支台装置であるクラスプによる審美障害（図 5-2-1）．
②支持と後方への回転抑制に効果的な連続切縁レストは審美障害がきわめて大きい（図 5-2-2）．

■対　応
①スマイルラインを診断し，審美に影響する領域の検査をする（図 5-2-3）．
②口唇ですべて被覆されており，歯冠の露出がない（ローリップライン）なら，すべての支台装置が選択可能．
③サベイラインを含む歯頸部が口唇に十分隠れる（ミドルリップライン）なら，バータイプのクラスプを選択する．
④口唇から歯頸部がほぼ露出している症例（ハイリップライン）で，サベイラインが比較的低く，当該支台歯以外の構成要素である程度義歯の安定が図れるならば，レジン

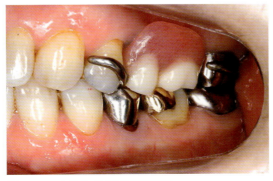

図 5-2-1　クラスプによる審美障害

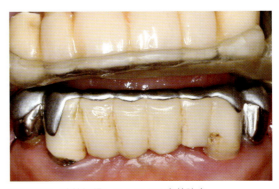

図 5-2-2　連続切縁レストによる審美障害

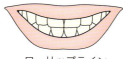
ローリップライン

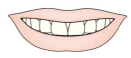
ミドルリップライン

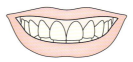
ハイリップライン

図 5-2-3　スマイルライン

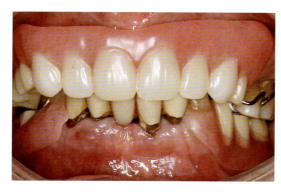

図 5-2-4　サベイラインが高い支台歯へのレジンクラスプの適応により，歯頸線がよりふぞろいとなっている下顎義歯

クラスプを応用する．サベイラインが高いまま応用すると歯冠が短くなり審美的とはいいがたい（図 5-2-4）．

⑤口唇から歯頸部がほぼ露出している症例で，かつ当該支台歯以外の構成要素では義歯の安定が望めない場合は，分割義歯の応用やオーバーデンチャーの適応を考慮する．

⑥前歯部残存症例で審美性を考慮しながら抗回転能を付与したい場合，舌側のミリングも有効である．

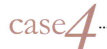

頬舌すれ違い咬合をジルコニアブリッジと金属床義歯で対処した症例

患　者：74歳，女性
主　訴：咬みにくい．見た目が悪い
残存歯：654321｜123456
　　　　　 4321｜123　　8

歯科的既往歴：2005年頃に他院にて下顎臼歯の抜歯を行ったが，クラスプによる審美障害を受け入れられず，義歯の製作を中止していた．これまで義歯の使用経験はない．当初は咀嚼障害をさほど自覚していなかったが，徐々に咀嚼しにくくなり，抜歯から8年後に紹介来院．ビスフォスフォネート系薬剤を服用している．手術への恐怖感もありインプラント治療は除外したいとのことだった．ブリッジの不適合と傾斜により頬舌すれ違い咬合となっており，下顎前歯は上顎前歯部舌側歯肉に咬み込んでいる．二次カリエスと歯根破折，歯周疾患により抜歯となる歯も多い．患者は義歯新製にあたって審美的な改善も強く希望していた（図 5-2-5〜7）．

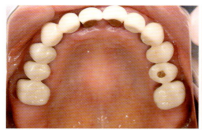
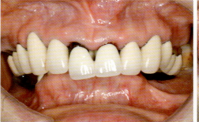
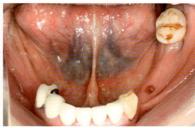

図 5-2-5　初診時口腔内所見．上顎に大型のブリッジが装着されているが二次カリエスや不適合が確認できる．下顎には大きな欠損があるが義歯装着経験はない

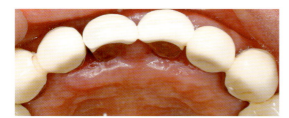

図 5-2-6　上顎前歯部舌側歯肉に下顎前歯が咬み込み，圧痕がみられる

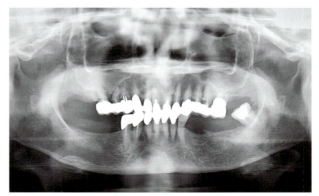

図 5-2-7　 65| はカリエスにより歯冠と歯根が分離し， 4| はカリエス， |16 は歯周疾患により要抜歯と診断した

本症例における問題点とその対応・治療方針

①咬合接触の消失

　残存歯は頰舌的にすれ違い咬合となっている．長期間の臼歯部咬合支持の消失が根本的な原因と考え，最終的に上下顎義歯を装着し臼歯部を咬合させることを目標とする．現在，残存している上下顎の前方歯群は歯冠修復の必要があり，その際に若干の歯軸の変更により咬合接触が得られるかを診断用ワックスアップから診断する．著しい歯軸の変更が必要であれば，その後の支台歯の予後を不良とする可能性があるため義歯を使用してすれ違いを回避する．

②支持と抗回転設計

　上顎はケネディー1級，下顎は2級1類となるため遊離端部の沈下を抑制する設計が必要となる．通常のレストのみでもある程度の支持を期待できるが，できれば連続切縁レストのような強力な支台装置が有効である．しかし，著しく審美性に劣るため，本症例では支持力と把持力の増強を目的として上下顎とも，歯冠修復時にミリングを施すこととした．

③支台装置

　患者は以前にクラスプによる審美障害を受け入れられず義歯製作を断念している．口蓋側と舌側にミリング処理を施すため十分な支持力と把持力が発揮されれば，維持力はさほど必要ないと考えた．プロビジョナルレストレーション装着時のスマイルラインから歯冠の1/2程度が口唇によって隠れることが確認できたため，バータイプのクラスプを提案した．患者にもスマイル時にクラスプが露出しないことを確認してもらい，設計の了解を得た．

治療経過

①プロビジョナルレストレーションによる診断

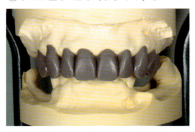

図 5-2-8 診断用ワックスアップ．わずかな歯軸変更で咬合接触が得られることを確認できた

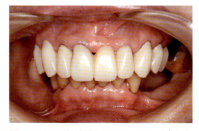

図 5-2-9 診断用ワックスアップをもとに製作したプロビジョナルレストレーションを装着する．抜歯や感染根管治療後の調整を行う

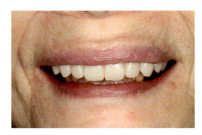

図 5-2-10 プロビジョナルレストレーション装着時のスマイルライン．口唇で歯冠の半分以上が被覆されている

②上顎ブリッジの製作

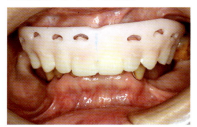

図 5-2-11 プロビジョナルレストレーションを複製改造した FBI トレー

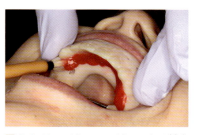

図 5-2-12 パターンレジンにより対合歯の機能的運動路を記録する．すでに十分に調整し使用されたプロビジョナルレストレーションの咬合面形態をもとにしているので，わずかな修正で精度を向上させる

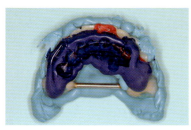

図 5-2-13 採得された印象．咬合印象，対合歯の機能的運動路，対合歯の解剖学的印象が一塊となっている

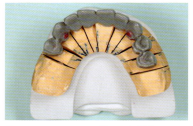

図 5-2-14 ミリング処理を想定したワックスアップ．この後，模型とワックスアップをダブルスキャンする

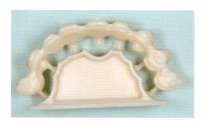

図 5-2-15 CAD/CAM 加工直後のジルコニアブリッジフレームワーク．ミリング部も正確に加工されている

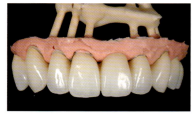

図 5-2-16 唇側をレイヤリングして完成したジルコニアブリッジ．パーシャルパラレルミリングのような摩擦による維持を得るには，材料間の摩擦係数など解決すべき問題はある

③下顎連結クラウンの製作

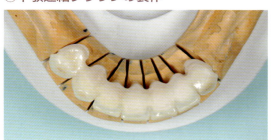

図 5-2-17 完成した下顎ジルコニアクラウン．舌側にミリングが施されている

5章 すれ違い咬合以外のパーシャルデンチャー難症例

④上下顎歯冠修復後の口腔内

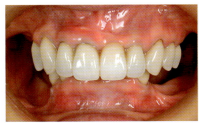
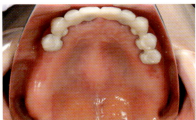
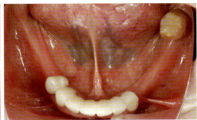

図 5-2-18　FBIテクニックを用いたことで，上下顎ともに無調整で計画した通りの残存歯による咬合接触を得ることができた

⑤新義歯の製作

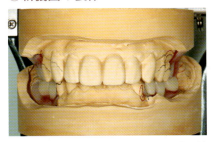

図 5-2-19　通法にしたがって上下顎の精密印象と咬合採得をした後，ろう義歯を製作した

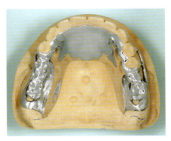

図 5-2-20　完成した上顎フレームワーク．初めての義歯でもあり，異物感に配慮して無口蓋型とした

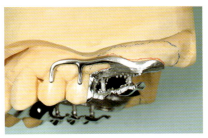

図 5-2-21　バークラスプを設計した．スマイル時の口唇の位置を参考にあらかじめクラスプ先端の位置を決定し，クラウン製作の際に豊隆も調整した

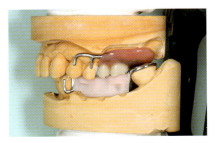

図 5-2-22　フレームワーク試適後に上顎のみ義歯を完成させた

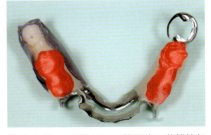

図 5-2-23　下顎はFGP描記後に遊離端部の咬合印象を採得した

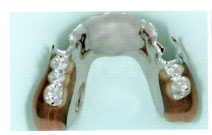
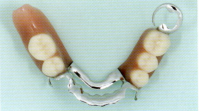

図 5-2-24　完成した最終義歯．上顎は剛性と耐摩耗性を考慮してコバルトクロム合金による金属二重構造義歯とした．下顎は審美性に配慮してコバルトクロム金属床義歯とした

149

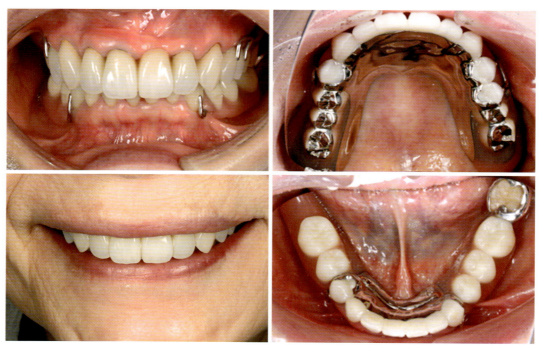

図 5-2-25 義歯装着時の口腔内とスマイル写真．ミリングも含め良好な適合が得られている．スマイル時の審美障害もなく，喜んで装着している

設計の要点

前歯部歯冠修復により，残存歯による咬合接触を得る．最終歯冠形態の決定前にクラスプ先端の位置を決定し，豊隆の付与やミリング処理を施す（図 5-2-26）．

① 上　顎

前歯部口蓋側にミリング処理を施した．異物感や装着感の観点から口蓋を解放したホースシュー型の大連結子を設計した．クラスプは審美性を考慮してバークラスプを設計した．人工歯咬合面はメタルティースとし，維持格子と連結して一体化することで義歯の剛性を向上させた金属構造義歯とした．

② 下　顎

前歯部舌側にミリング処理を施した．ミリングによる支持・把持の増強をしたうえで衛生学的観点から歯頸部を開放したダブルリンガルバーを設計した．クラスプは審美性を考慮してバークラスプを設計した．

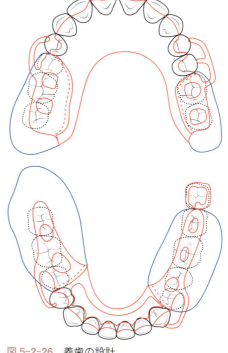

図 5-2-26 義歯の設計

CLINICAL HINTS

審美的観点からの前歯部支台装置の選択

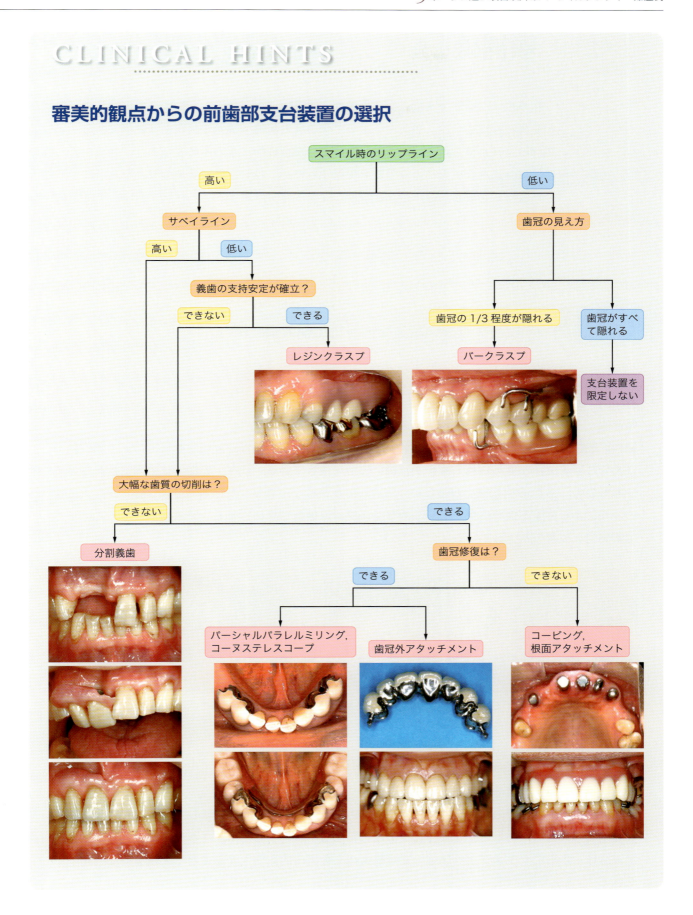

3 顎補綴

　顎補綴は，腫瘍や炎症，交通事故などの外傷，先天奇形などにより顎周囲の骨や組織などが失われた場合に，顎義歯を用いて失われた組織や機能を回復する装置である．顎骨欠損部は支持が得られないため残存歯に支持を積極的に求める必要があり，移植が行われた部位は，過度な圧力により吸収を促進するため，咬合採得や義歯の設計ならびに形態に十分注意する必要がある．

case 5 …… 複合すれ違い咬合を伴った上顎欠損症例

患　者：75歳，女性
主　訴：見た目が悪い
残存歯：
```
            |34567
       4321 |123
```
歯科的既往歴：2007年に上顎右側扁平上皮癌の診断により上顎骨部分切除を行った．上顎右側には大きな顎骨欠損が認められ，複合すれ違い咬合を呈している．現在，定期的に歯周治療を受けているものの，|67 の歯根露出が著しい．2011年5月に上下顎レジン床義歯を製作したが，人工歯の咬耗により審美不良を訴え，|345 のクラスプには破折が認められる．患者は義歯新製にあたって審美的な改善を希望している（図5-3-1）．

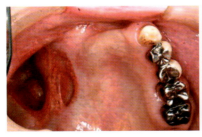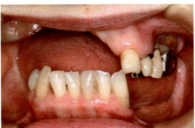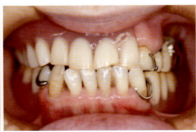

図5-3-1　初診時の口腔内．上顎右側の顎骨欠損は比較的大きく，複合すれ違い咬合を呈している．使用義歯は上顎前歯に咬耗が認められ，審美不良となっている

本症例における問題点とその対応・治療方針

①歯根膜支持および維持

　上顎は顎骨欠損部での咬合圧負担が得られないため，残存歯のすべてにレストおよびクラスプを設置する．義歯のたわみによる残存歯への悪影響を最小限にするため，すべてのクラスプは舌側部で連結し，さらにクラスプと一体型の補強構造体を義歯床内に埋入することで大幅な強度の向上が図れる．

②栓塞部

栓塞部は顎骨欠損部の大きさにより異なる．本症例は正中を超えないものの大きな顎骨欠損を伴っている．しかし，頰粘膜を支持する必要が少ないこと，鼻腔への食渣や液体の流入を極力減らすことを考慮して，義歯の重量が軽く残存歯への影響の少ない栓塞部天蓋開放型顎義歯を選択した．

③咬合採得

咬合採得時に咬合床の転覆が生じやすい．咬合採得を円滑に行うために維持と把持を伴った咬合床を製作する．咬合床にはパターンレジンを用いてキャップクラスプ様の支台装置を付与し，咬合採得時の咬合床の動きをできるだけ少なくする．

治療経過

①作業用模型の製作

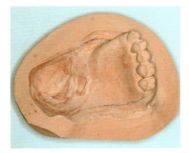

図 5-3-2　通法どおり個人トレーを製作し，筋圧形成を行ってシリコーンゴム印象材による加圧印象を行った

②咬合床の製作

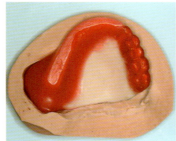 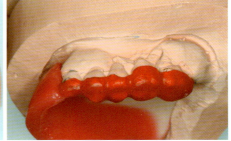

図 5-3-3　咬合床にはパターンレジンを用いてキャップクラスプ様の支台装置を付与し，咬合床の動きを抑制した

③ろう義歯の製作

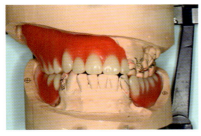

図 5-3-4　人工歯排列．咬合平面に大きな問題はないため，通法に従い人工歯排列を行った

④製作した顎義歯

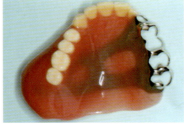 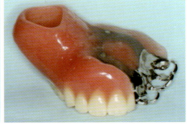

図 5-3-5　栓塞部は鼻腔への食渣や液体の流入を極力減らすことを目的として，軽量で残存歯への影響の少ない栓塞部天蓋開放型顎義歯とした．また，義歯の回転抑制のため把持の向上を目的として，すべての残存歯舌側をメタルアップとした

⑤新義歯装着

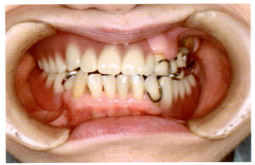

図 5-3-6　新義歯装着時

> **設計の要点**
>
> 　顎骨欠損を伴った複合すれ違い咬合の場合，顎骨欠損部の負担を軽減すること，義歯の動揺による残存歯への影響を最小限に抑えることが重要である．
>
> 　顎骨欠損部での咬合圧の負担が行えないため，すべての残存歯にレストおよびクラスプを設置する．義歯の回転沈下を抑制するため把持の向上を意図し，すべてのクラスプは舌側部で連結し，メタルアップとするフレームワーク設計を行った．また，義歯の補強を図り義歯床内にクラスプと一体型の鋳造補強体を埋入した．

case 6 …… 頰粘膜癌切除後の上下顎顎義歯症例

患　者：77歳，女性
主　訴：頰粘膜癌切除後の口腔機能低下
残存歯：　　　┬234
　　　　　　　1│123456

歯科的既往歴：2011年11月に右側頰粘膜癌により，同切除術（上顎骨部分切除，下顎骨辺縁切除，頰粘膜植皮）が施行された．術後の患側では，上顎小臼歯相当部の瘢痕帯と，下顎顎欠損歯槽堤部の陥凹を認め，開口困難，咀嚼・会話困難と口唇閉鎖不全による口腔内乾燥を惹起していた（図5-3-7）．

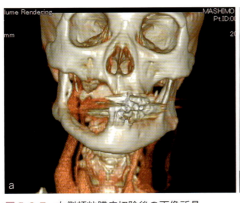
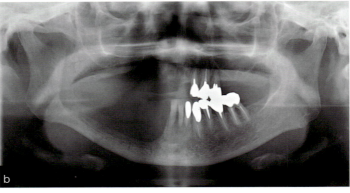

図5-3-7　右側頰粘膜癌切除後の画像所見
a：3DCT画像．上顎骨部分切除ならびに下顎骨辺縁切除の範囲を視覚化した
b：パノラマX線画像．切除範囲である正中付近から右側臼歯部にかけて骨高径の減少が認められた．なお，残存歯の歯槽骨の吸収程度は軽度であった

本症例における問題点とその対応・治療方針

①強い瘢痕帯による上顎顎義歯の維持・安定不良

悪性腫瘍切除後，顕著な瘢痕帯が残存することでデンチャースペースが侵害され，顎義歯の維持と安定が不良となる場合がある．本症例では，上顎の患側小臼歯相当部に認められた瘢痕帯に床研磨面を適合させることで，上顎顎義歯の維持と安定の向上を試みる．

②顎欠損歯槽部の陥凹と再建頰粘膜

下顎の患側では，顎欠損歯槽堤部の陥凹を認め，頰粘膜は植皮再建が施されている．また，顕著な瘢痕帯の残存による開口困難を呈している．下顎顎義歯製作では，可及的に印象域を確保するため，印象採得には分割スライド式トレーを適用する．また，咬合採得時にシリコーンゴム印象材を用いてデンチャースペース[7]を採得する．加えて，残存歯に最大限の把持を求めた設計とし，患側床研磨面の滑沢な表面性状の確保と適合状態に十分配慮する．

治療経過

①下顎精密印象採得

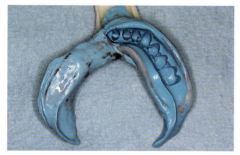

図 5-3-8　分割スライド式トレーによる下顎精密印象採得．残存歯のある左側から印象採得を行い，そのまま口腔内にトレーを保持し固定源として患側の再建頰粘膜を含めた範囲を印象採得した

②咬合床とデンチャースペースの記録

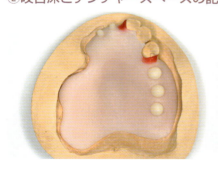
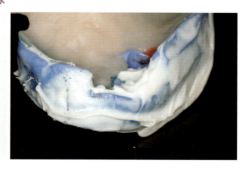

図 5-3-9　咬合床とデンチャースペースの記録．シリコーンゴム印象材を用いてデンチャースペースの確保ができるよう配慮した

③上顎金属補強構造

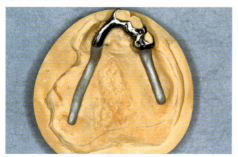

図 5-3-10　患側の咬合圧負担域ならびにデンチャースペースの喪失に対して，支台装置と金属補強構造を一体化することで強度の確保を図った

④上下顎顎義歯の装着

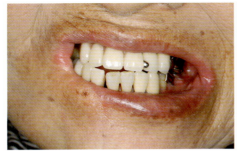
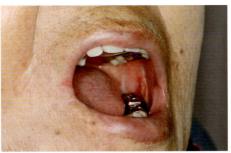

図 5-3-11　新顎義歯装着時の口腔内所見．装着 2 週間後に開口量は 1 横指から 2 横指に回復した

設計の要点

①上　顎

　全部床義歯に準じ可及的に床外形を広く設定した．残存支台歯である |234 には，舌面から咬合面へとレストを連続させて最大限の支持を期待し，コバルトクロム合金の補強構造と一体化することで強度を確保した．咬合様式は，リンガライズドオクルージョンを付与することで顎堤への側方力の軽減を図り，また，健側より患側の咬合圧負担が小さくなるよう調節した．

②下　顎

　陥凹した顎欠損歯槽堤部および再建頰粘膜への圧負担軽減のため，残存歯に把持を最大限期待できる設計とした．連結装置はダブルリンガルバーを選択し，|456 の舌側もメタルアップすることで，残存歯すべてに最大限の把持を求めた．また，ケネディーバーの適用により，側方力が加わった部位に最も近い支台歯に生じるストレスの軽減[8]を図った（図 5-3-12）．

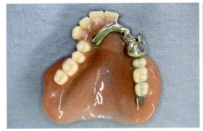
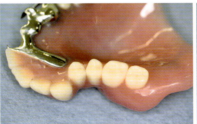
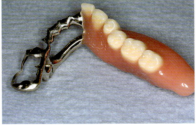

図 5-3-12　製作した上下顎顎義歯．瘢痕帯に床研磨面を適合させたことで，良好な維持・安定を図ることができた．口腔機能の改善が認められ，患者の高い満足が得られた（咀嚼スコア結果：旧義歯 11.6，新義歯 60.1）

CHAPTER 6

装着後の
トラブルへの対応

CHAPTER 6

装着後のトラブルへの対応

1 義歯の回転変位

　すれ違い咬合の最も大きな問題点は，加速度的に義歯の回転変位が生じること，またその抑制が非常に困難であることはすでに述べた．たとえば，前後すれ違い咬合の上顎義歯では，欠損側隣接歯に設置されたレストを回転軸として義歯の矢状面的な回転変位が生じるため，そのレストより遠心にある支台装置には咬合圧が伝達されることはなく，むしろ離脱力が生じてしまう（図 6-1-1）．すなわち回転軸となるレストより遠心の支台装置の支持機能はまったく働かないことを意味している（図 6-1-1a）．極論すれば，それらの支台装置のレストは不要であるともいえる（図 6-1-1b）．また，レストを積極的に咬合させることにより成立する咬合圧支持も，すれ違い咬合の場合には対合歯が義歯なので沈下してしまいまったく期待できない（図 6-1-1c）．欠損側隣接歯にレストを設置せずに最遠心のみにレストを設計するという考え方もある（図 6-1-1d）が，いずれにしても義歯の回転変位は防止できないことが理解できる．

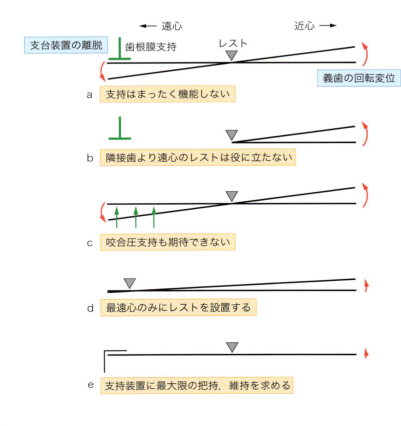

図 6-1-1　前後すれ違い咬合の上顎義歯では，欠損側隣接歯に設置されたレストを回転軸として義歯の矢状面的な回転変位が生じるため，レストより遠心にある支台装置には咬合圧が伝達されず，離脱力が生じる．回転軸となるレストより遠心の支台装置の支持機能はまったく働かない（a）．遠心にある支台装置のレストは不要である（b）．咬合圧支持も，すれ違い咬合の場合では期待できない（c）．欠損側隣接歯にレストを設置せずに最遠心のみにレストを設計するという考え方もあるが，義歯の回転変位は防止できない（d）．回転変位の防止には支台装置に最大限の把持と維持を求める（e）．

6章 装着後のトラブルへの対応

　インプラントを利用せずに可撤性義歯の構成要素だけで回転変位を防止するならば，支持ではなくむしろ最大限の把持・維持を支台装置に求めることが必要になるであろう（図6-1-1e）．図6-1-2はスイングロックを，図6-1-3はリーゲルテレスコープを応用し，支台歯と義歯を完全に一体化し，義歯の回転変位を防止する設計である．こうした特殊な維持機構を採用し，支台装置の離脱を抑制できなければ，すれ違い咬合における義歯の回転変位を防止することはインプラントの適用を除ききわめて困難であると考えている．

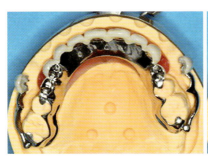
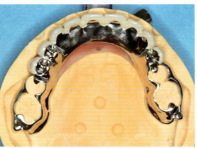

図6-1-2　インプラントを利用せずに可撤性義歯の構成要素だけで回転変位を防止するならば，支持ではなくむしろ最大限の把持・維持を支台装置に求めることが必要になる．スイングロックを応用し，支台歯と義歯を完全に一体化し，義歯の回転変位を防止する設計

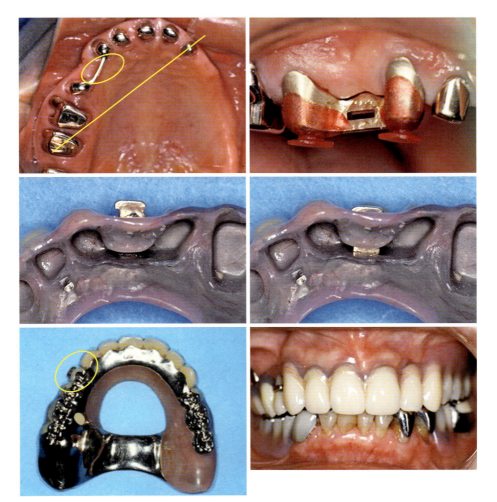

図6-1-3　リーゲルテレスコープを応用し，支台歯と義歯を完全に一体化し，義歯の回転変位を防止する設計

159

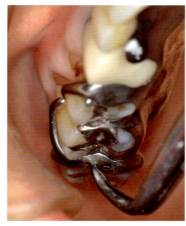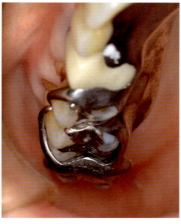

図 6-1-4　すれ違い咬合の経過では，義歯の回転変位による病態として，支台装置を元の位置に戻せば支台歯にはよく適合するが，咬合すると支台装置は浮き上がり不適合になるといったシーソー運動をよく経験する

　クラスプデンチャーにおける義歯の回転変位による病態として，支台装置を元の位置に戻せば支台歯にはよく適合するが，咬合すると支台装置は浮き上がり不適合になるといったシーソー運動があり，すれ違い咬合の経過でしばしば経験する（図 6-1-4）．回転変位の結果，維持力の大幅な減少や義歯動揺の増大に帰結するが，修理や調整もまた著しく困難である．不適合になった支台装置を再適合させようと屈曲を試みても改善することはなく，鉤腕の破折を助長するだけとなるであろう．

　では，すれ違い咬合において回転変位が生じた場合の対処法にはどのようなものがあるのだろうか．日常臨床で適用可能な回転変位後の支台装置の再適合を図る補綴術式として，以下の 5 つが考えられる．

● 変位前に戻した位置でリライン

　一般的に不適合義歯のリラインは咬合圧下で行われる．義歯が浮き上がる危険もなく術前の咬合接触関係を保存でき，義歯床粘膜面の機能的再適合が得られるからである．しかしながら，義歯の回転変位後に支台装置を再適合させるのであれば，咬合圧下ではなく支台装置を支台歯に適合するように手指で固定し，人工歯部には圧を加えずにリラインしなくてはならない（図 6-1-5）．しかし，回転変位量に相当して義歯が浮き上がった状態でリラインされるので，その分だけ咬合も高くなってしまうことになる（図 6-1-6）．したがって，リライン後の大幅な咬合調整か対顎義歯の咬合面再形成がセットで必要となり，咬合面再形成をした場合には，最終的には人工歯を交換して咬合接触を回復せざるを得ない（図 6-1-7）．支台装置の再適合のためにリラインと対顎義歯の人工歯交換を合わせて行う調整法ということになる．

6章 装着後のトラブルへの対応

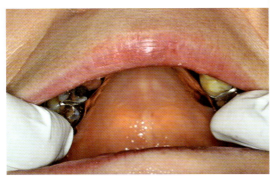
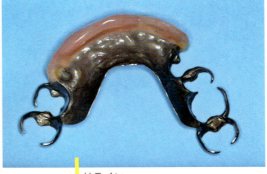

リライン

図6-1-5 義歯の回転変位後に支台装置を再適合させるには，支台装置を支台歯に適合させるように手指で固定し，人工歯部には圧を加えずリラインする

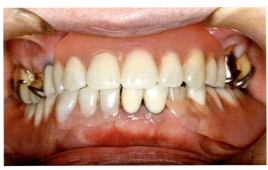
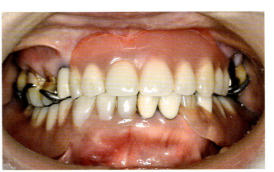

図6-1-6 図6-1-5の結果，回転変位量に相当して義歯が浮き上がった状態でリラインされるので，その分だけ咬合も高くなってしまう

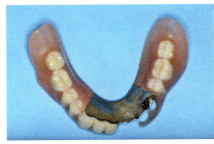
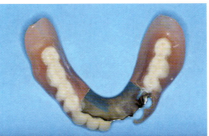
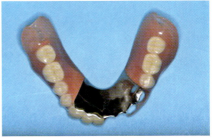

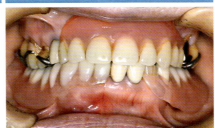

図6-1-7 リライン後の対顎義歯の咬合面再形成がセットで必要となり，最終的には人工歯を交換して咬合接触を回復せざるを得ない

161

● フレームワークの分割，再接合

　すれ違い咬合は程度の差こそあれ，短期間で義歯の回転変位が必ず認められるため，義歯設計時に予後の病態を想定できる．そこで，義歯の強度を確保しつつ，支台装置とフレームワークを一体化させずに分割，再接合できる構造設計を行っておく（図 6-1-8）[1]．本症例では支台装置にコーヌステレスコープを適用したが，将来的にテレスコープ外冠が浮き上がることを想定し，ツーピースのフレームワークを義歯床レジンにて接合しておいた（図 6-1-9）．回転変位後に接合部の義歯床を削除し，一体化させていたフレームワークを分割し，上下顎の支台装置をそれぞれ定位置に戻した状態で仮接合し咬合印象を行った（図 6-1-10）．最終的にはリベースを行い再接合したが，いずれまた必然的に義歯の回転変位が生じることから，修理時もフレームワークのろう着はせずに義歯床レジンにて一体化を行う必要がある．

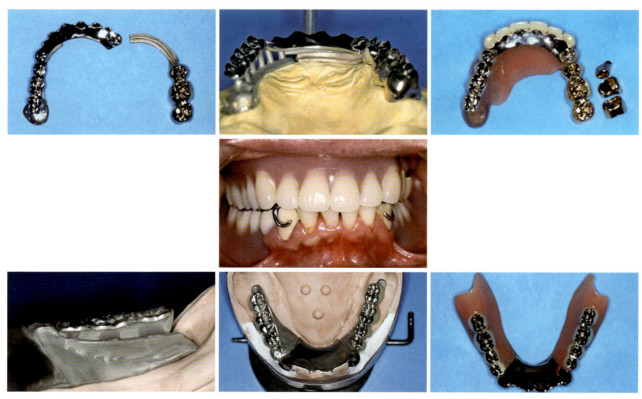

図 6-1-8　あらかじめ義歯製作時に，強度を確保しつつ，支台装置とフレームワークを一体化させずに分割，再接合できる構造設計を行っておく．ツーピースのフレームワークを義歯床レジンにて接合する[1]

6章 装着後のトラブルへの対応

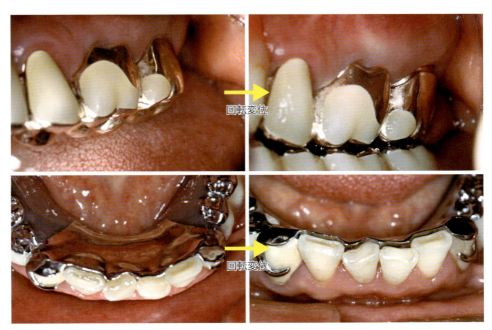

図6-1-9 装着後の義歯の回転変位により，支台装置の不適合が認められる

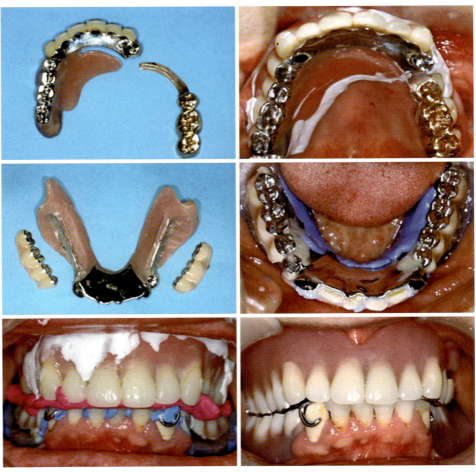

図6-1-10 回転変位後に接合部の義歯床を削除し，一体化させていたフレームワークを分割し，上下顎の支台装置をそれぞれ定位置に戻した状態で再度一体化を図る

支台装置の切断，レーザー溶接

　本術式は通法どおりに製作されたワンピースフレームワークを有する義歯に適用する．回転変位が生じて不適合になった支台装置をフレームワーク本体から切断し，口腔内で支台装置および義歯床部をそれぞれ支台歯と顎堤粘膜に適合させた状態で，常温重合レジン（パターンレジン）にて口腔内で仮接合する（図 6-1-11）．その後にラボサイドで作業用模型を製作し，仮接合した位置関係でレーザー溶接にて一体化する（図 6-1-12）．本術式には歯科技工士の高度なレーザー溶接技術が必要であるが，追加パーツを製作することなく，支台装置と顎堤粘膜の再適合を実現できることが利点である．

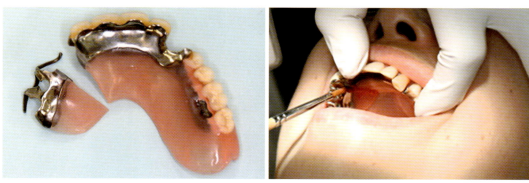

図 6-1-11　回転変位が生じて不適合になった支台装置をフレームワーク本体から切断し，口腔内で支台装置および義歯床部をそれぞれ支台歯と顎堤粘膜に適合させた状態で仮接合する

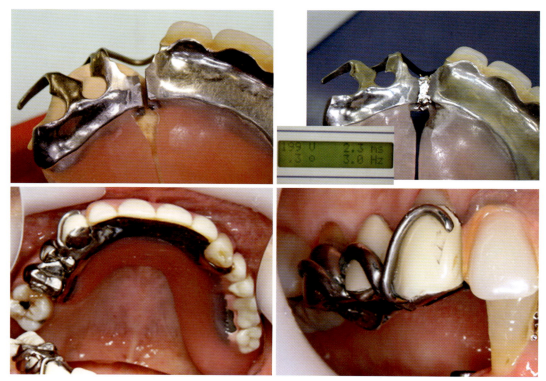

図 6-1-12　その後にラボサイドで作業用模型を製作し，仮接合した位置関係でレーザー溶接にて一体化する

● コンポジットレジンによる再適合

　ここにあげた支台装置の再適合法の中では唯一，チェアサイドだけで応用可能な術式であり，回転変位が元で義歯が外れやすくなった患者に対して容易に行える調整法である．すれ違い咬合における義歯の回転変位は，咬合時に支台装置が離脱し，支台歯と著しい不適合になることが問題なのであって，欠損部顎堤粘膜との適合は良好なことが多い．したがって，支台装置が浮き上がった状態で，支台歯上の不適合スペースに接着性コンポジットレジンを充填し再適合を図ることで問題解決できる（図 6-1-13）．咬合圧下で光重合することにより，顎堤粘膜と支台装置双方の良好な適合が得られるが，特に最近のコンポジットレジンの接着性と耐摩耗性は非常に良好であり，十分な維持力を回復できる．

　下顎リンガルプレートの著しい不適合では，支台歯に接触する義歯の金属部に接着処理を行い，常温重合レジンを付与して再適合を図る（図 6-1-14）．しかし，レストを含めた支台装置の再適合には支台歯上をコンポジットレジンで充填したほうがよい．

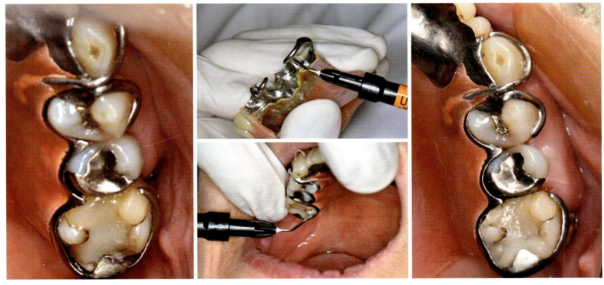

図 6-1-13　支台装置が浮き上がった状態で，支台歯上の不適合スペースに接着性コンポジットレジンを充填し再適合を図る

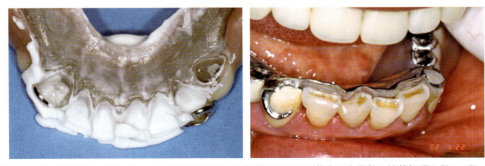

図 6-1-14　下顎リンガルプレートの不適合では，支台歯に接触する義歯の金属部に接着処理を行い，常温重合レジンを付与して再適合を図る

● オーバーレイ化

　すれ違い咬合に対する補綴装置の1つの最終形としてオーバーデンチャーがあり，残存歯をそのままの状態でパーシャルデンチャーを装着するよりはオーバーレイ化したほうが，回転変位も抑制される傾向にある．特に高齢者においては歯髄腔が縮小しており，無理に抜髄しなくても無麻酔下でエナメル質内での形成を行い，オーバーレイ化することが可能である（図6-1-15）．抜髄を回避することにより，治療回数を増やすこともなく，その後のトラブルを大きく減少させることができる．二次カリエスを予防するためには，支台歯表面のレジンコーティングが有効である．加えて，常温重合レジンを用いた回転変位後の再適合も容易なので，オーバーデンチャーをすれ違い咬合の末路と否定的にとらえるのではなく，経過をできるだけ合理的に導く補綴法として検討する．

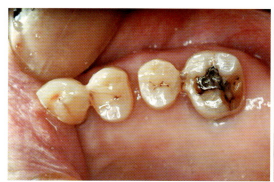 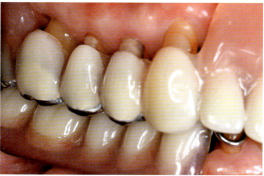

図6-1-15　高齢者では歯髄腔が縮小しており，無理に抜髄しなくても無麻酔下でエナメル質内での形成を行い，オーバーレイ化することが可能である

　以上，回転変位後の支台装置の再適合法について解説したが，変位前に戻した位置でリラインすれば，咬合高径や下顎位も回復できるので臨床的意義は大きい．それ以外の4つの術式は義歯回転変位後の下顎位を許容したものであり，あくまでも現場対応的処置といえる．いずれにせよ，どの術式も咬合と適合を常に考慮しながら行わなければならない．また，一度再適合が得られたとしても，いずれ回転変位が進行して不適合になってしまうことを常に念頭に置いて，患者への十分な説明と定期的なメインテナンスを行わなければならない．

2 クラスプの破折

クラスプの破折は義歯装着後に生じる比較的頻度の高いトラブルの1つである．レジン床義歯の場合は，破折したクラスプの再製作を行い床内に再度埋入する修理を行う（図6-2-1）が，金属床義歯の場合はレーザー溶接による修理を行うことが多い．

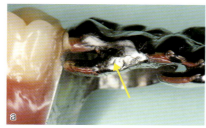
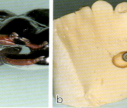
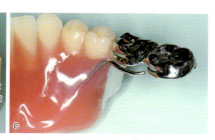

a：装着後約2か月半で6̅舌側腕が破折した．レーザー溶接を行ったが，再破折の不安が残ったため，ワイヤークラスプの追加を行うことにした

b：義歯の鉤脚部分を削除し，義歯を装着した状態で印象採得する．直径1.1 mmのワイヤークラスプを削除部分に合うように屈曲する

c：クラスプ追加修理後の義歯．クラスプは作業用模型上と同様の適合と維持力を発揮した．この方法は維持力が減少したキャップクラスプにも有効である

図 6-2-1　金属床義歯のクラスプの破折をワイヤークラスプ・床内に埋入で修理した症例

● クラスプのレーザー溶接

金属床義歯の場合は隣接面板や義歯床内に維持格子などの金属構造体があるので，レーザー溶接修理を行うか，フレームワークを避けてレジン床への埋入による修理を行う（図6-2-1）．

レーザー溶接ではクラスプの継ぎ手形態が重要で，溶接面積を確保して貫通溶接を行うほうが強度は高い（図6-2-2）[2]．レーザー溶接の手順としては，

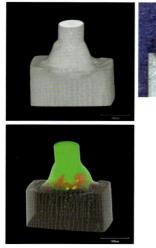
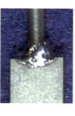
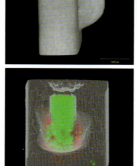
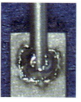
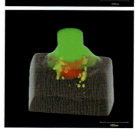
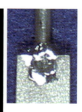

クラスプ線を鋳造体の中に入れて，挟んで溶接すると鋳造体の内部まで合金化する

図 6-2-2　継ぎ手形態による鋳造体とワイヤークラスプのレーザー溶接状態（コバルトクロム合金・溶接部の合金状態を示す）

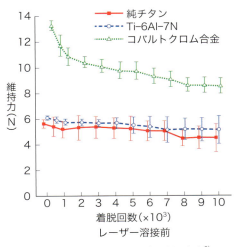 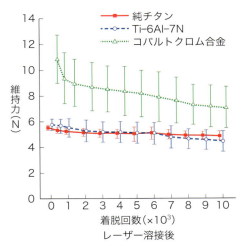 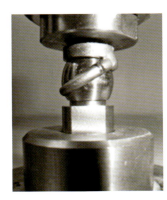

図6-2-3 エーカースクラスプの溶接強度[3]

①義歯を口腔内に正確に位置づけ，接合面の精密な印象採得を行う．
②接合面は0.5 mm以上の厚さで，直線的でシンプルに形成する．
③レーザー溶接の精度と強度を確保するための間隙のない開先を形成する．
④開先の中央に貫通溶接し，続いて点対称の位置に貫通溶接を行い，点対称，線対称にフィラーメタルを等量ずつ盛り上げる．

このように行ったレーザー溶接修理では，溶接後も維持力は変わらず，また長期間の使用に耐える強度を有する（図6-2-3）[3]．

● クラスプの即日修理

レーザー溶接修理は，スペア義歯をもたない患者や現在使用している義歯を長く預けたくない患者にも有効で，義歯の他部位を傷つけることなく短時間で修理が可能である．

図6-2-4は|7のクラスプ修理を，あらかじめ修理用パーツを製作し，レーザー溶接を用いて即日修理を行った症例である．

取り込み印象から作業用模型を製作し，同種金属により修理用パーツを製作した．溶接強度を確保するためにも破折片をそのまま使用するのではなく，破折部の疲労箇所を取り除いて新たなパーツを製作し，溶接することが望ましい．クラスプ修理片には，定位置に復位させるためのジョイントを付与し，口腔内にて即時重合レジンを使用して固定後レーザー溶接修理を行った（図6-2-5）．

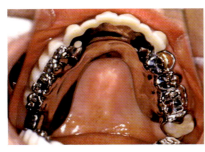 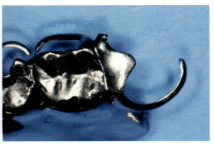

図6-2-4 義歯装着8年後に|7のクラスプが破折した

6章 装着後のトラブルへの対応

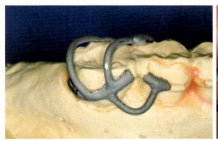
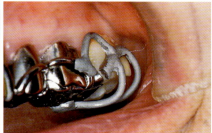
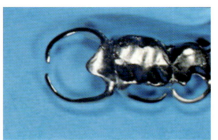

図 6-2-5　レーザー溶接による修理

双子鉤の修理

　双子鉤は隣接する支台歯2歯の辺縁隆線上のレストを含んだ連結部により，2つのエーカースクラスプが対称的に組み合わさった形態をしており，間接支台装置として多用されている．最大で4か所のアンダーカットを利用できることから十分な維持力も得られ，同時に4つの鉤肩による把持効果も期待できる．しかしながら，2つの頰側腕に付加される機能時や着脱時の側方力によって，辺縁隆線上の連結部には強大な応力が生じやすい．しかも，対合歯の機能咬頭が緊密に咬合する症例では連結部の十分な厚みが取れないことから，破折の好発部位となっている（図6-2-6）．

　一般的な破折修理としては，辺縁隆線部あるいは対合歯をさらに切削することにより，連結部の十分な厚みを獲得し，クラスプ自体を再製作して交換あるいはレーザー溶接することになる．しかしながら，すれ違い咬合に代表される咬合の不安定な症例では，同部に過大な応力が集中しやすいため，単なるレストシートの拡大と再製作では再破折する可能性が高い．

　そこで隣接する支台歯2歯のどちらかが修復物であれば修復物の接触点部を削除し，わずかな隙を形成することにより（図6-2-7），連結部断面はT字状の立体構造になり，断

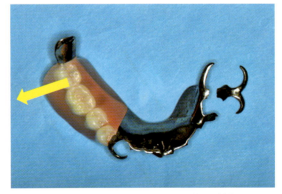

図 6-2-6　装着から5年後に左側双子鉤が破折した．辺縁隆線上のレストを含む連結部には強大な応力が生じやすく，破折の好発部位となっている．矢印の側方力を防止するには脆弱である

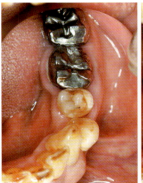
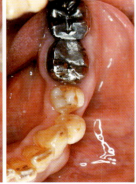

図 6-2-7　辺縁隆線部あるいは対合歯をさらに切削することにより，連結部の厚みを獲得することも重要であるが，隣接する支台歯2歯の接触点部を削除して，わずかな隙を形成する

面二次モーメントも増加することから，材料力学的にも飛躍的な強度の向上が得られる（図6-2-8）．さらに両隣在歯に対して高精度に適合させることにより，鼓状形態の隙による把持効果（☞ p.53）も期待でき，確実な把持が得られる．咬合が非常に不安定な症例に対するパーシャルデンチャーによる欠損補綴で双子鉤を設計するのであれば，破折修理時だけでなく，新製時にも前処置としてT字断面の連結部となるよう隣接部の接触点を削除することも検討する必要がある（図6-2-9）．

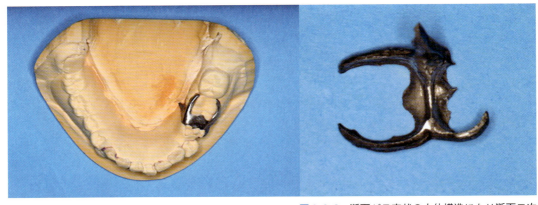

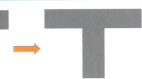

図 6-2-8　断面がT字状の立体構造になり断面二次モーメントも増加することから，材料力学的にも飛躍的な強度の向上が得られる

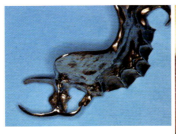

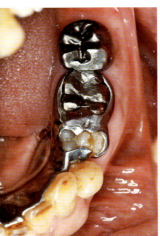

図 6-2-9　レーザー溶接修理後の義歯と装着状態．咬合が不安定な症例では，双子鉤を設計するのであれば修理時だけでなく，新製時でも，前処置としてT字断面の連結部となるよう隣接歯の接触点を削除することも検討する

3 その他の修理

フレームワークの修理

　義歯に過大な咬合力が加わるすれ違い咬合では，義歯の剛性を求めて金属床義歯を選択したとしても破折することが少なくない．金属床義歯の再製作は，患者にとっても身体的，精神的，そして経済的に大きな負担となる．近年では，レーザー溶接により義歯修理や改造の自由度が広がるようになった（図6-3-1，2）．

　前後すれ違い咬合では上顎義歯の前方への回転沈下を防止することが困難であり，定期的なリコールにより義歯のリラインや咬合調整，クラスプの屈曲による維持の確保，メインテナンスが必要不可欠である．義歯の回転変位によりクラスプが浮き上がった症例に対して，義歯の過剰な咬合調整やクラスプの屈曲だけでは支台装置の破折につながる．金属床義歯のクラスプ部と人工歯やその他の部分を切断し，レーザー溶接修理を用いて再適合化することで対応できる（図6-3-3，☞第3章）．

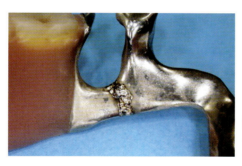

図 6-3-1　破折した金属床義歯をパターンレジンを用いて，口腔内で固定し，その位置関係でレーザー溶接

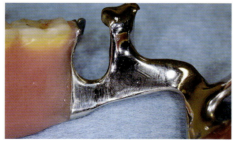 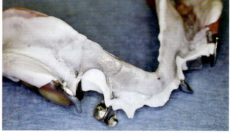

図 6-3-2　修理が完了した金属床義歯．適合も良好である

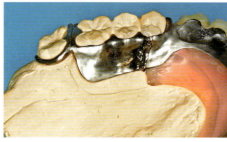 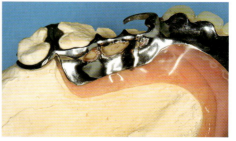

図 6-3-3　クラスプの浮き上がりに対して，切断後にレーザー溶接し，クラスプの再適合を図る

即時増歯修理

残存歯が歯根破折や根管治療のために，即時増歯修理が必要になることがある．チェアサイドですべての修理を行うことも可能であるが，直接間接法を選択し，事前にパーツを製作することでチェアタイムの短縮や審美的な修理が可能となる（図 6-3-4〜6）．

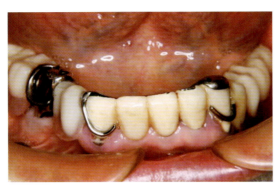

図 6-3-4　鉤歯である 2| に根尖病巣があり，根管治療のため歯冠部の除去が必要になった．1| もポンティックのため除去する．現在の義歯装着状態を模型に起こし，咬合器装着する

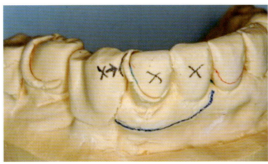
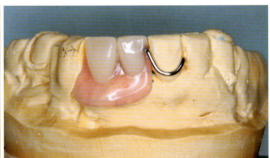

図 6-3-5　除去予定の部位を設計線で示す．模型を削合し，修理用パーツを製作する

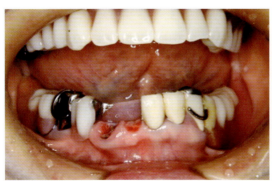
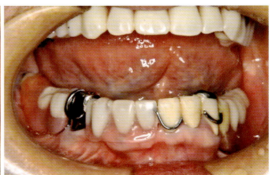

図 6-3-6　歯冠部の除去後，パーツを即時重合レジンで固定し修理を行う

4 義歯のリフォーム

　金属床義歯のフレームワークを残して，人工歯，床用レジンのすべてを新しいものを交換することを義歯のリフォームとよぶ．症例によってはフレームワーク自体の修理を行うこともある．

case 1 …… 義歯のリフォームを行った症例

患　者：66歳，女性（2002年）
主　訴：上下顎義歯の破損
残存歯： $\dfrac{33\ 5}{21\,|\,123}$
歯科的既往歴：1983年に $\overline{3|3}$ OPAアタッチメント，$|\overline{5}$ メタルコーピング，$\overline{21|123}$ コーヌステレスコープ支台の金属床義歯が装着され，その後，$|\overline{3}$ は二次カリエスによりメタルコーピングに変更された．1997年より上顎義歯メタルバッキング部周囲より破折，修理（図6-4-1），上顎義歯前歯部の維持格子の破断（図6-4-2），$|\overline{3}$ 歯根破折により抜歯などのトラブルが生じていた．2002年に下顎義歯のコーヌス外冠とフレームワークろう着部位で破折した（図6-4-3, 4）．

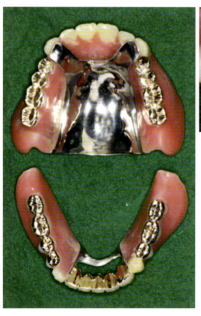

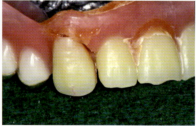
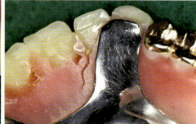

図6-4-1　$\overline{3|3}$ メタルバッキング部の近心に義歯床の破折が認められる．下顎前歯部による突き上げが原因と考えられる

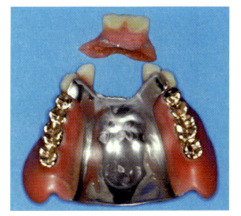

図6-4-2 前歯部の維持格子部の破断

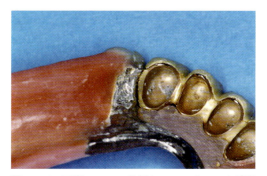

図6-4-3 下顎コーヌス外冠とフレームワーク連結部にて破折

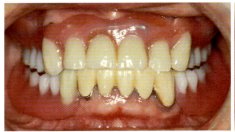
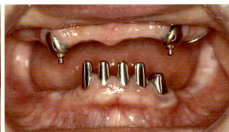

図6-4-4 2002年来院時の口腔内所見.前後すれ違い咬合で義歯装着時に前歯部での強い咬合接触が認められる

治療経過

コーヌステレスコープの継続活用および患者の希望を優先して義歯の新製を行わず，上下顎義歯のリフォームを行うこととした．複製義歯を装着後，修理を行う義歯を用いて印象および咬合採得を行った（図6-4-5）．咬合器装着の状態とフレームワークのみの状態により最終的なリフォームの方針を決定する（図6-4-6, 7）．

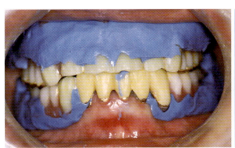
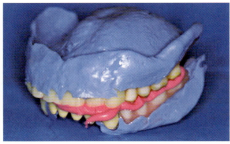

図6-4-5 使用中の義歯を用いて咬合印象ならびに咬合採得を行う

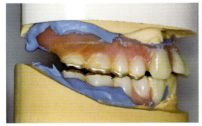
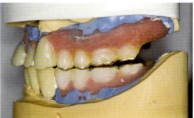
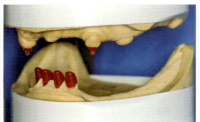

図6-4-6 咬合器装着した状態では臼歯部の離開が認められる．作業用模型製作時にはOPAアタッチメント頂部の再現のため，コーヌス支台部は義歯の着脱を可能にするためパターン用レジンを用いる

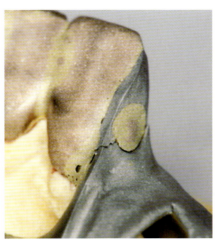
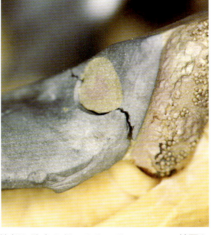

図 6-4-7　人工歯，前装部レジン，義歯床を焼却し除去を行ったところ，コーヌス外冠とフレームワークのろう着部において，フレームワークの破断が認められた

リフォームの概要

①下顎義歯の剛性を高めるために，臼歯部歯槽頂上にコバルトクロムによる補強板をレーザー溶接する（図 6-4-8）．
②下顎前歯部舌側の開放部はレジンにより封鎖し，遊離端部の回転沈下防止に寄与させる．
③口蓋プレート粘膜面の不適合は全面レジン型として再適合を図る（図 6-4-9）．
④上顎前歯部の維持格子破折部は，新たにピボットを付与した補強板のレーザー溶接を行い，強度を高める（図 6-4-10）．
⑤メタルティースの再排列を行い，臼歯部咬合の再構築を行う（図 6-4-11，12）．

本症例は義歯装着から 34 年，リフォームからは 14 年経過しているが，上下顎義歯は現在も問題なく使用されている（図 6-4-13）．義歯のリフォームは，技工の観点から新製を行うよりも技術的には煩雑で難しいことも多いが，同じ義歯を使い続けられることから，患者の非常に高い満足感が得られるメリットがある．

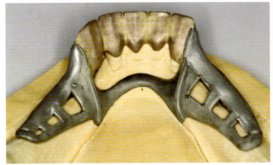
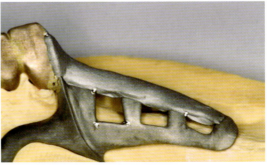

図 6-4-8　歯槽頂部に新たに製作したコバルトクロムの補強板をレーザー溶接し，さらに外冠とのろう着面の強度を向上させる

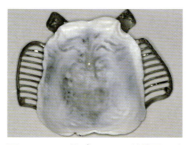
図 6-4-9 口蓋プレートの粘膜面の適合試験では，不適合な状態が確認されたため，粘膜面はレジンアップとした

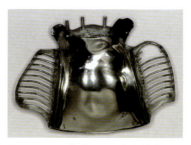
図 6-4-10 破断した前歯維持格子部にはピボットを付与したプレート状の維持格子とフレームワークをレーザー溶接した

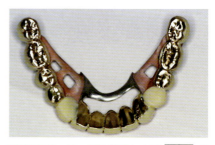
図 6-4-11 コーヌス外冠および $\overline{3|4}$ の前装と人工歯の再排列を行った．スケルトン部は金属色を遮断するためにピンクオペークを用いた

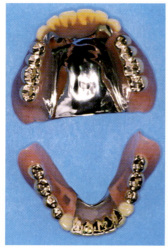
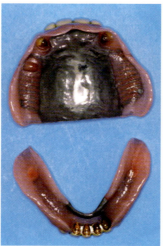
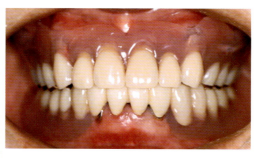
図 6-4-12 リフォーム完成時の義歯および義歯装着状態．上顎義歯の粘膜面は全面レジン型により再適合を図っている．下顎義歯もコーヌス外冠を継続使用できたため，維持力の変化もなく，調整を行うことなく義歯装着が行えた

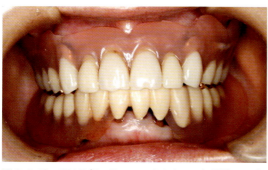
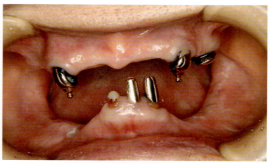
図 6-4-13 2017 年，リフォームから 14 年経過し，その間 $\overline{2|}$ は歯根破折により抜歯に至ったが，上下顎義歯は現在も問題なく使用されている

CHAPTER 7

パーシャルデンチャー製作へのデジタル技術の応用

CHAPTER 7
パーシャルデンチャー製作へのデジタル技術の応用

1 ─ CAD/CAM によるパーシャルデンチャーの製作

● CAD/CAM フレームワーク

　現在の鋳造フレームワークとアクリルレジンを用いたパーシャルデンチャーの製作法は，80年以上の長きにわたり踏襲されてきた．近年，デジタルテクノロジーを用いた補綴装置の製作が一般臨床にも普及し，インプラント上部構造や固定性補綴の分野では，印象採得から補綴装置製作までフルデジタル化が行われている．有床義歯においても CAD/CAM 技術を応用したデジタルデンチャーの製作が試みられ，コンプリートデンチャーにおいては，すでに上市されている．

　ところが，パーシャルデンチャーは構成要素も多く，性状の大きく異なる軟組織と硬組織が対象となるため，フルデジタル化へのハードルはきわめて高い．CAD を用いた義歯設計（図 7-1-1），ミリングや積層造形を用いたパターンやフレームワークの加工が試行されているが（図 7-1-2），パーシャルデンチャーのフルデジタル製作術式については試行錯誤の段階である．

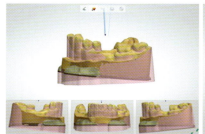 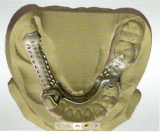

図 7-1-1　CAD を用いたパーシャルデンチャーの設計．着脱方向を設定すれば自動的にデジタルサベイングおよびブロックアウトが行われる．着脱方向の変更にも瞬時に対応し，三次元的設計・描記も可能であることから，アナログ設計に比較して非常に効率的である

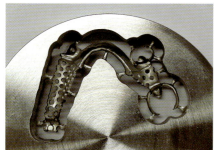 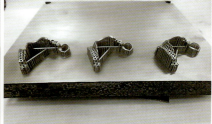 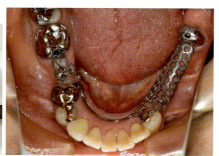

切削加工　　　　　　　　　レーザー焼結積層造形加工　　　　　　　　　口腔内装着状態

図 7-1-2　CAD/CAM フレームワークの臨床応用．切削加工や積層造形を用いたパターンやフレームワークの加工が試行されている

7章 パーシャルデンチャー製作へのデジタル技術の応用

われわれも積極的にCAD/CAMデンチャーの臨床応用を進めてきており，CTダブルスキャンを用いたデジタルリリーフ法[1]（図7-1-3）やピエゾグラフィーをもとにしたデジタル人工歯排列法[2]（図7-1-4）を考案するとともに，CAD/CAMフレームワークの臨床応用を積極的に試みている．細長い鉤腕やバーを具備しない口蓋床型フレームワークは切削加工が優れているが，クラスプデンチャーや立体構造フレームワークでは積層造形に軍配が上がる[3]（図7-1-5）．現在では，パターン構築や鋳造の難度が非常に高い二重構造チタンフレームワークの積層造形も可能となっている（図7-1-6）．さらに，構造的制約や荷重，

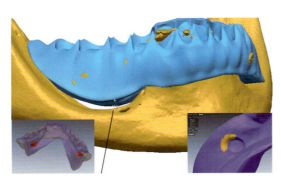

図7-1-3 CTダブルスキャンを利用したオトガイ孔上のデジタルリリーフ

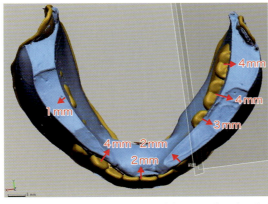 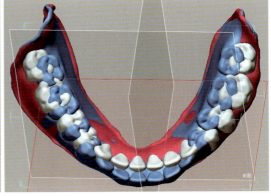

図7-1-4 デンチャースペースに適合させた人工歯の生理的デジタル排列

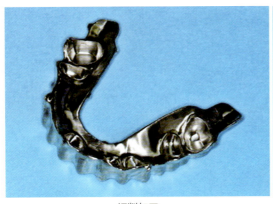 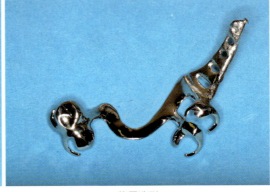

切削加工 　　　　　　　　　　　　　積層造形

図7-1-5 細長い鉤腕やバーを具備しない口蓋床型フレームワークは切削加工が優れているが，クラスプデンチャーや二重構造フレームワークでは積層造形に軍配が上がる

179

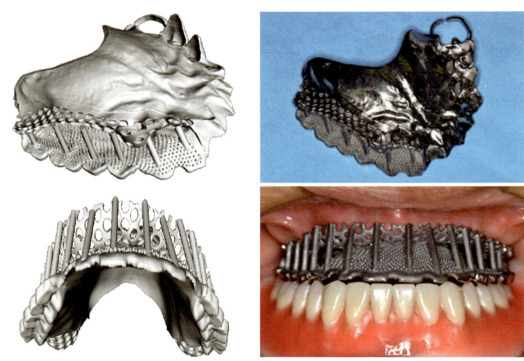

図 7-1-6　CAD/CAM技術が向上し，パターン構築や鋳造の難度が非常に高い二重構造チタンフレームワークの積層造形も可能となっている

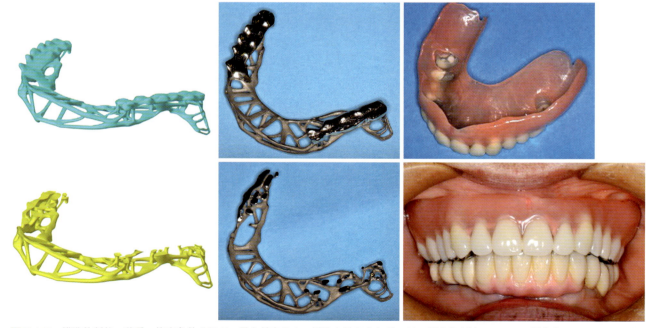

図 7-1-7　構造的制約，荷重，拘束条件の下で，最も効率のよい構造を見出すトポロジー最適化を試みており，将来的なパーシャルデンチャーフレームワークの設計として，CADとCAEを取り入れた最適設計を目指している

7章 パーシャルデンチャー製作へのデジタル技術の応用

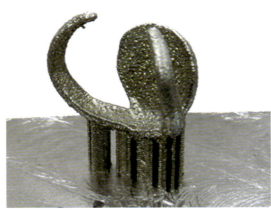
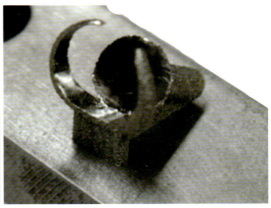

図 7-1-8　ミリングとレーザー積層造形のワンプロセス加工により，クラスプ内面を滑沢に仕上げるハイブリッド加工法

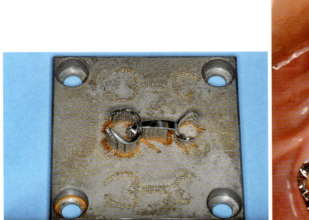
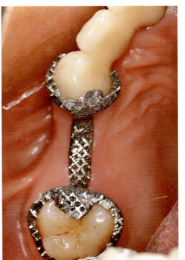

図 7-1-9　ハイブリッド加工法による小型パーシャルデンチャーフレームワークの臨床応用例

拘束条件の下で，最も効率のよい構造を創造するトポロジー最適化を試みており，将来的なパーシャルデンチャーフレームワークの設計として，CADとCAE（Computer Aided Engineering）を取り入れた最適設計を目指している（図 7-1-7）．

積層造形の大きな欠点として，表面形状の粗造性があげられる．そこでわれわれはミリングとレーザー積層造形のワンプロセス加工により，クラスプ内面を滑沢に仕上げる製作法を検討している（図 7-1-8, 9）[4,5]．将来的には光学印象からのフルデジタルワークフローが期待されている．

デジタルパーシャルデンチャー

現在行っている作業用模型完成後からのパーシャルデンチャーのデジタル製作法として，フレームワークは積層造形，義歯床はミリング加工を採用している．すなわち，作業用模型をデスクトップスキャナーにより三次元デジタルデータ化し，CADによる義歯設計

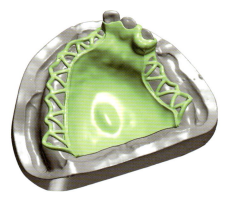
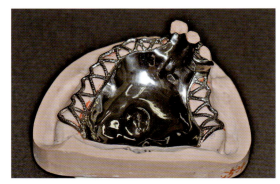

図 7-1-10　作業用模型をデスクトップスキャナーにより三次元デジタルデータ化し，CAD による義歯設計を行い，積層造形により完成する

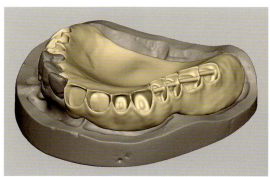
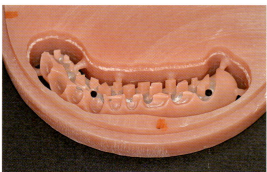

図 7-1-11　人工歯とフレームワークを除いた義歯床レジン部も CAD によりデータ化し，PMMA ディスクからミリング加工する

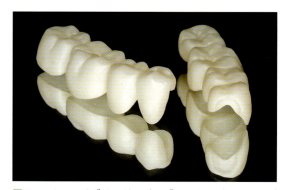

図 7-1-12　ハイブリッドレジンブロックやジルコニアディスクから人工歯を切削加工することも可能である

後，50μm チタン合金粉末を用いてレーザー積層加工を行い，フレームワークを完成する（図 7-1-10）．一方，人工歯とフレームワークを除いた義歯床レジン部も CAD によりデータ化し，PMMA ディスクからミリング加工する（図 7-1-11）．本症例では人工歯は既製の硬質レジン歯を使用するが，ハイブリッドレジンブロックやジルコニアディスクから切削加工することも可能である（図 7-1-12）．最終的には作業用模型上で，義歯床，フレームワーク，人工歯を一体化させる（図 7-1-13）．本症例では，従来のアナログ製作とほぼ同等な適合が確認でき，咬合調整などもほとんど必要なかった（図 7-1-14）．

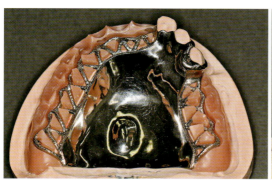
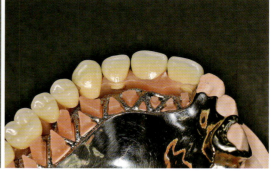

図 7-1-13　最終的には作業用模型上で，義歯床，フレームワーク，人工歯を一体化させる

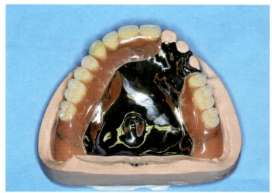
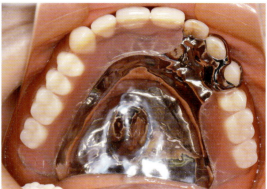

図 7-1-14　口腔内に装着したところ，従来のアナログ製作とほぼ同等な適合が確認できた

　今後はすべての義歯構成要素のデジタルデータが保存，記録されることにより，将来的な義歯修理にも容易に対応できるはずである．パーシャルデンチャーの補綴治療におけるさらなるデジタル化の発展が期待されており，口腔内や義歯の三次元形状データが記録されることの恩恵ははかりしれない．

2　使用中の金属床義歯に合わせたクラウンの製作

　使用中の義歯に特に問題がなく，カリエスや根管治療，クラウン脱離などにより，支台歯の歯冠修復を行う場合には，義歯に適合させてクラウンを製作しなければならない．従来は作業用模型上で支台歯に合わせたレジンコーピングを製作し，口腔内にてクラスプやレスト，金属床のメタルアップ部内面の印記を行った後，ワックスアップにより歯冠形態を整え，鋳造製作していた．しかし，この方法ではどれほど慎重な臨床操作や技工操作を行っても，装着時に多大な修正を余儀なくされた．CAD/CAM技術の導入により，従来法より適合精度の優れたクラウンを製作できるようになっただけでなく，ジルコニアなどの新材料の応用も可能となった．

case 1 …… クラスプに合わせたクラウンを CAD/CAM により製作した症例

患　者：71歳，女性
主　訴：クラウンが外れた
残存歯：
$$\frac{54321\,|\,1234567}{321\,|\,123}$$
歯科的既往歴：2017年に $\overline{7654|4567}$ の金属床義歯および $\overline{3|3}$ にジルコニアサベイドクラウンを製作した．義歯は問題なく使用され，定期的に歯周治療を受けていたが，2018年に $\overline{3|}$ のジルコニアクラウンが脱離した．歯質の大きな破損も伴っていたため，再装着は断念せざるを得なかったが，義歯の使用期間も短いことから，ジルコニアクラウンを再製作することとした．

本症例における問題点とその対応・治療方針

　当該歯は義歯の支台歯であるため，再製作するクラウンは使用中の義歯のクラスプおよび舌側のレスト，メタルアップ部に適合しなくてはならない[6]．口腔内スキャナーを用いて脱離したジルコニアクラウンの取り込み印象と支台歯の印象を行い[7]，CADで重ね合わせを行うことで既存の金属床義歯に適合するジルコニアクラウンを製作する．

治療内容

　実質欠損の大きな歯肉縁下マージンとなる残根状態であるが，上記の理由からポストコアの印象採得を行い，ファイバーポストとコア用レジンを用いた支台築造を行った．支台歯形成後，歯肉圧排し，口腔内スキャナーによる印象採得および咬合採得を行った．支台歯および脱離したクラウンのダブルスキャンによりクラウンの形状データを構築し，フルジルコニアクラウンを再製作した．完成したクラウンを口腔内に装着したところ，調整を必要とせずに支台歯，クラスプ，舌側メタルアップと良好な適合を得ることができた．

①ポストコアの印象採得

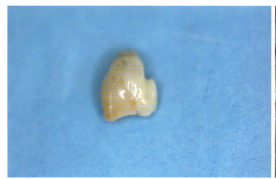
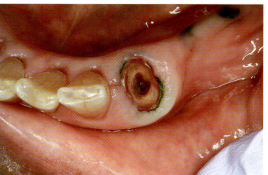

図 7-2-1　脱離したクラウンを利用し，クラウン内面とポストを同時に印象採得した

②支台築造の装着

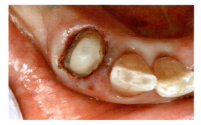

図7-2-2 ファイバーポストを使用した支台築造

③口腔内スキャナーによる印象採得および咬合採得

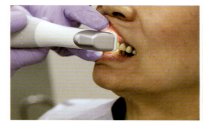
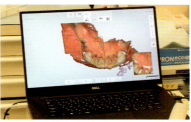

図7-2-3 口腔内スキャナーを用いて，支台歯と脱離したクラウンを定位置に戻した状態，対合歯，咬合状態をそれぞれスキャンした

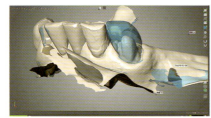
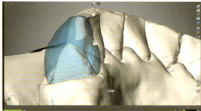
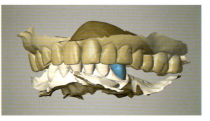

図7-2-4 記録した全データをCADソフト上で重ね合わせ，コンタクトおよび咬合接触の調整を行った

④完成したジルコニアクラウン

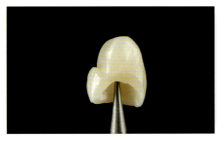
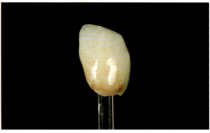

図7-2-5 クラウンの形状データをもとにフルジルコニアクラウンを製作．ステインを用いてキャラクタライジングを行い，完成させた

⑤口腔内に装着されたジルコニアクラウン

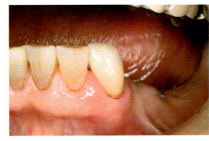
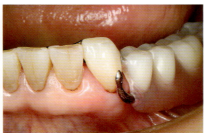
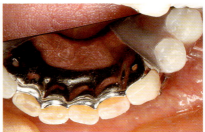

図7-2-6 口腔内に装着されたジルコニアクラウンは，支台歯とクラスプ，舌側メタルアップ部で良好な適合を得ることができた

設計の要点

　従来，義歯に再適合させた補綴装置を製作することは非常に難しく，術者の臨床操作もラボサイドの技工操作も煩雑さを余儀なくされていた．しかし，口腔内スキャナーを用いて，支台歯および脱離したクラウンのダブルスキャンにより，CADソフト上での重ね合わせで，離脱したクラウンと同等のクラウンとクラスプの適合を再現することが可能となった．

3 義歯のデジタル化

義歯の破損および紛失への緊急対応

　義歯ならびに研究用模型の3Dデータを採得・集積し，クラウド上で管理することで，義歯を破損ならびに紛失した患者に対して速やかに新義歯を供給することが可能となる（図7-3-1）．特に大規模災害時などでは，被災地の歯科医院で印象採得や咬合採得などを行うことなく，義歯の製作ならびに複製が行えるため，義歯のデジタル化は積極的に推進されなければならない．

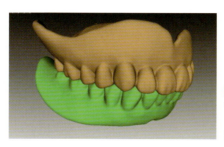

図7-3-1　製作した義歯をデジタルデータ化し，義歯の3Dデータを保存しておくことにより，義歯の紛失時に緊急対応できる

デジタルデュプリケートデンチャー

　使用義歯の床縁形態や人工歯排列位置に対しては患者満足度が高いものの，人工歯の咬耗により咬合高径の回復を要する症例では，デジタルデュプリケートデンチャーにより咬合採得や試適を行うと精度の高い義歯製作が行える．使用中の義歯にて咬合高径を決定し

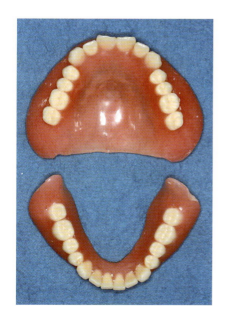

図7-3-2　使用中の義歯

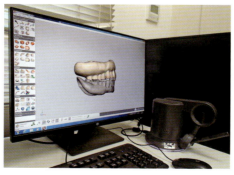

図7-3-3　ハプティックディバイスを用いたデジタルデュプリケートデンチャーの形態修正

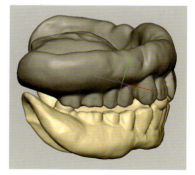

図7-3-4　咬合高径を回復したデジタルデュプリケートデンチャー

た後，スキャンしてデジタルデュプリケートデンチャーを製作する．次にミリングを行った義歯床を用いて咬合関係を確認し，咬合器装着後，旧義歯と同様な人工歯排列を行い，義歯を完成する．少ない来院回数で義歯床形態を旧義歯と同一にすることができ，咬合採得ならびに排列試適に基礎床を使用せず完成時の義歯床を使用するので精度の高い義歯製作が可能となる．

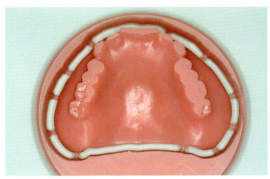
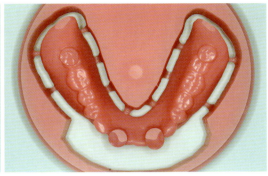

図 7-3-5　ミリングを行ったデジタルデュプリケートデンチャー

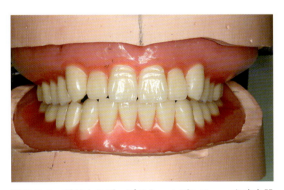

図 7-3-6　デジタルデュプリケートデンチャーを咬合器に装着し，人工歯部を交換した

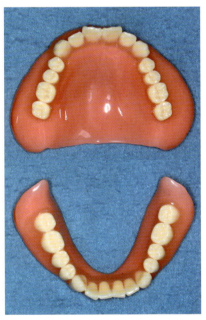

図 7-3-7　新義歯

参考文献

Reference

CHAPTER 1

1) 総務省統計局．人口推計．
http://www.stat.go.jp/data/jinsui/new.html（平成30年12月11日アクセス）
2) 統計局ホームページ／人口推計　第1～2章．
http://www.stat.go.jp/data/kokusei/2010/pdf/waga2.pdf　（平成30年4月1日アクセス）
3) 厚生労働省．平成28年歯科疾患実態調査．
http://www.mhlw.go.jp/toukei/list/dl/62-28-02.pdf　（平成30年4月1日アクセス）
4) 高山慈子，徳江　藍，小樋香織ほか：パノラマX線写真を用いた高齢者の口腔状態に関する実態調査．日補綴歯会誌，**8**：59，2016．
5) 本多正明，宮地建夫，伊藤雄策，武田孝之編：見る目が変わる！「欠損歯列」の読み方，「欠損補綴」の設計．クインテッセンス出版，東京，2013, 9～10, 71．
6) （公社）日本補綴歯科学会ホームページ．
http://hotetsu.com

CHAPTER 2

1) 尾花甚一監修，大山喬史，細井紀雄編：すれ違い咬合の補綴．医歯薬出版，東京，1994, 6～9, 68～76．
2) 阿部　實，広田正司，小岸和澄，宮田孝義，尾花甚一：機能的咬合印象法．歯界展望，**62**：213～225，1983．
3) Shimizu S, Sato Y, Shirai M, Matsumoto T, Abe M, Ohkubo C：Occlusion accuracy of restorations and removable partial dentures fabricated using the impression under occlusal force with functionally generated path recording. *J Oral Sci*, **60**：484～492, 2018.
4) Klein P：Piezography：dynamic modeling or prosthetic volume. *Actual Odontostomatol*, **28**：266～276, 1974.
5) Ikebe K, Okuno I, Nokubi T：Effect of adding impression material to mandibular denture space in Piezography. *J Oral Rehabil*, **33**：409～415, 2006.
6) 七田俊晴，佐藤裕二，北川　昇，関谷弥千，大久保力廣，山森徹雄ほか：総義歯症例の難易度と治療時間の関係．日補綴歯会誌，**6**：405～413，2014．
7) 阿部　實，尾花甚一：すれ違い咬合の顎間関係記録法．歯科ジャーナル，**40**：707～713，1994．
8) 阿部　實，鈴木達也，尾花甚一：キャップクラスプとは．歯科技工，**14**：287～292，1986．
9) 尾花甚一監修，大山喬史，細井紀雄編：すれ違い咬合の補綴．医歯薬出版，東京，1994, 16～22．
10) Takayama T, Ichikawa M, Hosoi T.：Prosthesis Made of an Onlay -Type Rest with High Retentive Force（Cap Clasp）. *Prosthodont Res Pract*, **6**：132～137, 2007.
11) 高山慈子：咬合挙上や咬合関係の改善に対応可能な支台装置―キャップクラスプとリテーナー型義歯―．補綴臨床，**45**：681～687，2012．
12) Likeman PR, Juszczyk AS：An examination of cingulum rest seats in incisor and canine teeth. *Eur J Prosthodont Restor Dent*, **1**：165～171, 1993.
13) Maeda Y, Kinoshita Y, Sotho H, Yang TC：Influence of bonded composite resin cingulum rest seats on abutment tooth periodontal tissues：a longitudinal prospective study. *Int J Prosthodont*, **21**：37～39, 2008.
14) Ohkubo C, Shimizu S, Murata T, Miyama, Y, Kurtz KS：Development of a lingual rest seat using adhesive composite resin after removable partial denture delivery. *Eur J Prosthodont*, **4**：22～24, 2016.
15) 大久保力廣：パーシャルデンチャーの設計を再考する―歯に最大限の支持と把持を求める．日補綴歯会誌，**8**：39～44，2016．
16) Kennedy E：Partial denture construction 2nd ed（Brooklyn NY eds）. Henry Kimpton, London, 1951, 430～443.
17) 後藤忠正，中村和夫：部分床義歯の設計原則―動かない，汚れない，壊れない義歯―．東京歯医師会誌，**30**：7～48，1982．
18) Henderson D, Steffel VL：McCracken's Removable partial prosthodontics 6th ed. CV Mosby, St Louis, 1981, 16～20, 120～142.

CHAPTER 3

1) 尾花甚一監修，大山喬史，細井紀雄編：すれ違い咬合の補綴．医歯薬出版，東京，1994, 81．
2) 藍　稔，五十嵐順正ほか：スタンダードパーシャルデンチャー補綴学．学建書院，東京，2016, 154．

1）尾花甚一監修，大山喬史，細井紀雄編．すれ違い咬合の補綴．医歯薬出版，東京，1994，193.

2）Kaufmann R. Friedli M, Hug S et al.：Removable dentures with implant support in strategic positions followed for up to 8 years. *Int J Prosthodont*, **22**：233〜241, 2009.

3）Verri FR, Pellizzer EP, Rocha EP, Pereira JA：Influence of length and diameter of implants associated with distal extension removable partial dentures. *Implant Dent*, **16**：270〜280, 2007.

4）Cunha LD, Pellizzer EP, Verri FR, Pereira JA：Evaluation of the influence of location of osseointegrated implants associated with mandibular removable partial dentures. *Implant Dent*, **17**：278〜287, 2008.

5）De Freitas Santos CM, Pellizzer EP, Verri FR, De Moraes SL, Falcón-Antenucci RM：Influence of implant inclination associated with mandibular class I removable partial denture. *J Craniofac Surg*, **22**：663〜668, 2011.

6）Mitrani R, Brudvik JS, Phillips KM：Posterior implants for distal extension removable prostheses：a retrospective study. *Int J Periodontics Restorative Dent*, **23**：353〜359, 2003.

7）Mijiritsky E, Ormianer Z, Klinger A, Mardinger O：Use of dental implants to improve unfavorable removable partial denture design. *Compend Contin Educ Dent*, **26**：744〜746, 748, 2005.

8）Grossmann Y, Nissan J, Levin L：Clinical effectiveness of implant-supported removable partial dentures：a review of the literature and retrospective case evaluation. *J Oral Maxillofac Surg*, **67**：1941〜1946, 2009.

9）Bortolini S, Natali A, Franchi M, Coggiola A, Consolo U：Implant-retained removable partial dentures：an 8-year retrospective study. *J Prosthodont*, **20**：168〜172, 2011.

10）Payne AG, Tawse-Smith A, Wismeijer D, De Silva RK, Ma S：Multicentre prospective evaluation of implant-assisted mandibular removable partial dentures：surgical and prosthodontic outcomes. *Clin Oral Implants Res*, **28**：116〜125, 2017.

11）Goodacre CJ, Bernal C, Runqcharassaenq K, Kan JY：Clinical complication with implants and implant prostheses. *J Prosthet Dent*, **90**：121〜132, 2003.

12）鈴木恭典，小林真理子，小久保裕司，佐藤淳一，大久保力廣：インプラント支持パーシャルデンチャーの補綴臨床統計．日口腔インプラント会誌，**25**（特別号）：219，2012.

13）Boven GC, Slot JWA, Raghoebar GM et al.：Maxillary implant-supported overdentures opposed by（partial）natural dentitions：a 5-year prospective case series study. *J oral Rehabil*, **44**：988〜995, 2017.

14）尾花甚一監修，大山喬史，細井紀雄編：すれ違い咬合の補綴．医歯薬出版，東京，1994，67〜93.

15）Sato M, Suzuki Y, Ohkubo C et al.：Effect of implant support mandibular distal extension removable partial dentures：Relationship between denture supporting area and stress distribution. *J Prosthodont Res*, **57**：109〜112, 2013.

16）長田知子：オーバーデンチャー支台歯上の補強法に関する研究．*J Jpn Prosthodont soc*, **50**：191〜199, 2006.

17）小澤大輔，鈴木恭典，長田秀和，河野健太郎，大久保力廣：インプラントオーバーデンチャー用緩圧型アタッチメントの維持力と被圧変位性．日磁気歯会誌，**21**：57〜65，2012.

18）Burns DR, Unger JW, Elswick RK, Beck DA：Prospective clinical evaluation of mandibular implant overdentures：Part 1 retention, stability and tissue response. *J Prosthet Dent*, **73**：354〜363, 1995.

19）Naert I, Gizani S, Vuylsteke M et al.：A randomized clinical trial on the influence of splinted and unsplinted oral implants in mandibular overdenture therapy. A 3-year report. *Clin Oral Investtig*, **1**：81〜88, 1997.

20）Naert I, Gizani S, Vuylsteke M et al.：A 5-year prospective randomized clinical trial on the influence of splinted and unsplinted oral implants retaining a mandibular overdenture：prosthetic aspects and patient satisfaction. *J Oral rehabil*, **26**：195〜202, 1999.

21）van Kampen F, Cune M, van der Bilt A et al.：Retention and postinsertion maintenance of bar-clip, ball and magnet attachments in mandibular implant overdenture treatment：an in vivo comparison after 3 months of function. *Clin Oral Implants Res*, **14**：720〜726, 2003.

22）Naert I, Alsaadi G, Quirynen M：Prosthetic aspects and patient satisfaction with two-implant-retained mandibular overdentures：a 10-year randomized clinical study. *Int J Prosthodont*, **17**：401〜410, 2004.

23）van Kampen FM, van der Bilt A, Cune MS et al.：Masticatory function with implant-supported overdentures. *J Dent Res*, **83**：708〜711, 2004.

24）Cune M, van Kampen F, van der Bilt A et al.：Patient satisfaction and preference with magnet, bar-clip, and ball-socket retained mandibular implat overdentures：a cross-over clinical trial. *Int J Prosthodont*, **18**：99〜105, 2005.

25）Walton JN：A randomized clinical trial comparing two mandibular implant overdenture designs：3-year prosthetic outcomes using a six-field protocol. *Int J Prosthodont*, **16**：255〜260, 2003.

26）MacEntee MI, Walton JN, Glick N：A clinical trial of patient satisfaction and prosthodontic needs with ball and bar attachments for implant-retained complete overdentures：three-year results. *J Prosthet Dent*, **93**：28〜37, 2005.

27）Andreiotelli M, Att W, Strub JR：Prosthodontic complications with implant overdentures：a systematic literature review. *Int J Prosthodont*, **23**：195〜203, 2010.

28) Naert I, Alsaadi G, Van Steenberghe D et al.：A 10-year randomized clinical trial on the influence of splinted and unsplinted oral implants retaining mandibular overdentures：peri-implant outcome. *Int J Oral Maxillofac Implants*, **19**：695〜702, 2004.
29) Assad AS, Abd El-Dayem MA, Badawy MM：Comparison between mainly mucosa-supported and combined mucosa-implant-supported mandibular overdentures. *Implant Dent*, **13**：386〜394, 2004.
30) Cehreli MC, Karasoy D, Kökat AM, Akca K, Eckert S：A systematic review of marginal bone loss around implants retaining or supporting overdentures. *Int J Oral Maxillofac Implants*, **25**：266〜277, 2010.

CHAPTER 5

1) Stroud LP：Mounted study casts and cephalometric analysis. Science and Practice of Occlusion（McNeill C eds）. Quintessense, Chicago, 1997.
2) 今井俊広，今井真弓：臨床咬合補綴治療．クインテッセンス出版，東京，2018，201〜225．
3) Dawson PE 著，丸山剛郎監訳．川村貞行訳：オクルージョンの臨床．第 2 版．医歯薬出版，東京，1993．
4) Riketts RM：A plinciple of facial growth of the mandible. *Angle Orthodont*, **42**：368〜386, 1972.
5) 増田長次郎，筒井昌秀，筒井照子：包括的歯科臨床における機能的咬合面形態の実際．咀嚼運動を求めて．QDT, **29**：31〜45，2004．
6) 嘉部　暁：純チタンを用いた金属歯の摩耗に関する実験的研究．鶴見歯学，**24**：69〜79，1998．
7) Frank L, Bernard L：Flange Technique：An anatomic and physiologic approach to increased retention, function, comfort, and appearance of dentures. *J Prosthet Dent*, **16**：394〜413, 1966.
8) Henderson D, Seward T：Design and force distribution with removable partial dentures：A progress report. *J Prosthet Dent*, **17**：350〜364, 1967.

CHAPTER 6

1) Ohkubo C, Kurtz KS, Hosoi T：Joint strengths of metal framework structures for removable partial dentures. *Prosthodont Res Pract*, **1**：50〜58, 2002.
2) Takayama Y, Nomoto R, Nakajima H, Ohkubo C：Comparison of joint designs for laser welding of cast metal plates and wrought wires. *Odontology*, **101**：34〜42, 2013.
3) 村石絵麻：レーザー溶接したエーカースクラスプの維持力と適合性．鶴見歯学，**36**：53〜65，2010．

CHAPTER 7

1) Ohkubo C, Park EJ, Kim TH, Kurtz KS：Digital relief of the mental foramen for a CAD/CAM-fabricated mandibular denture. *J Prosthodont*, **27**：189〜192, 2018.
2) Ohkubo C, Shimpo H, Tokue A, Park EJ, Kim TH：Complete denture fabrication using piezography and CAD-CAM. *J Prosthet Dent*, **119**：334〜338, 2018.
3) 新保秀仁，仲田豊生，大久保力廣：CAD/CAM デンチャーの現在と近未来．日本デジタル歯科学会誌，**7**：2〜9，2017．
4) Nakata T, Shimpo H, Ohkubo C：Clasp fabrication using one-process molding by repeated laser sintering and high-speed milling. *J Prosthodont Res*, **61**：276〜282, 2017.
5) Torii M, Nakata T, Takahashi K, Kawamura N, Shimpo H, Ohkubo C：Fitness and retentive force of cobalt-chromium alloy clasps fabricated with repeated laser sintering and milling. *J Prosthodont Res*, **62**：342〜346, 2018.
6) 松本敏光：使用中の金属構造義歯の連続切縁レストに適合させる硬質レジンジャケットクラウンの製作．写真で学ぶ　即！実践　臨床技工テクニカルヒント（大久保力廣監修，市川正幸ほか編）．医歯薬出版，東京，2014，75〜77．
7) Memari Y, Mohajerfar M, Armin A, Kamalian F, Rezayani V, Beyabanaki E：Marginal Adaptation of CAD/CAM All-Ceramic Crowns Made by Different Impression Methods：A Literature Review. *J Prosthodont*, 2018, doi：10.1111/jopr.12800.

索 引
Index

C

CAD/CAM ·······················93, 178
CT ダブルスキャン ·····················179
CT 用ステント ·····················31

F

FBI テクニック ·····················24
FGP ·····················24

I

IOD ·····················113
IRPD ·····················104, 105, 113

あ

安静空隙量 ·····················137

い

維持 ·····················11
インプラントオーバーデンチャー
·····················113
インプラント強支持型パーシャル
デンチャー ·····················117
インプラント固定性補綴 ·····················98
インプラント歯根膜支持型
パーシャルデンチャー ·····················117
インプラント周囲炎 ·····················127
インプラント生存率 ·····················113
インプラント粘膜支持型
デンチャー ·····················118
インプラントパーシャル
デンチャー ·····················104, 105, 113
インプラント埋入条件 ·····················112

え

延長レスト ·····················59

お

オーバーレイ化 ·····················166
オルタードキャストテクニック···22

か

加圧印象 ·····················20
回転モーメント ·············73, 115, 116
ガイドプレーン ·············13, 118
解剖学的印象 ·····················20
過蓋咬合 ·····················46
下顔面高 ·····················136
顎補綴 ·····················152
下口唇圧 ·····················29
緩圧型ボールアタッチメント
·····················107, 125
間接支台装置 ·····················11

き

義歯の回転変位 ·····················158
義歯のリフォーム ·····················173
機能的運動路 ·····················24
機能的咬合印象法 ·····················24
キャップクラスプ ·····················46
頬舌回転 ·····················10
頬舌すれ違い咬合 ·····················91
近接すれ違い咬合 ·············14, 59
金属二重構造義歯 ·····················74

く

クッションタイプマグネット
アタッチメント ·············123, 125

け

形態計測法 ·····················144
ケネディーバー ·············51, 156

こ

口腔内スキャナー ·····················184
咬合印象 ·············20, 42
咬合挙上 ·············46, 131
咬合挙上量 ·····················137
咬合高径 ·····················132
咬合採得 ·····················34
咬合床 ·····················34
咬合面レスト ·····················17
コーヌステレスコープ ·····················99
コーピングテレスコープ ·····················142
個人トレー ·····················20

さ

サベイドクラウン ·············15, 184
左右すれ違い咬合 ·············12, 66, 116

し

歯根膜支持義歯 ·····················10
歯根膜粘膜支持義歯 ·····················10
支持 ·····················11
矢状面回転 ·············58, 115
支台歯間線 ·····················16
純チタン ·····················140

ジルコニアカスタムメイド人工歯
....93
シンギュラムレスト 14, 49
診断用義歯 40
診断用ワックスアップ 148

す

垂直遠心回転 10
水平遠心回転 10
スイングロック 159
スマイルライン 145

せ

積層造形 182
設計手順 11
切削加工 178
舌面レスト 17
前後すれ違い咬合 12, 58, 115
前処置 13, 118
栓塞部天蓋開放型顎義歯 153
前頭面回転 66
全面レジン型 71

そ

相互回転変位 58, 115
即時増歯修理 172
即日修理 168
側面頭部 X 線規格写真 137

た

ダブルリンガルバー 150, 156

ち

チェックバイト 39
直接支台装置 11
治療用義歯 67, 140, 141

つ

鼓隙効果 53

て

低位咬合 46, 92, 130
デジタルサベイング 178
デジタルデュプリケート
　　デンチャー 186
デジタルデンチャー 178
デジタルリリーフ 179
デンチャースペース 26, 123

と

動的印象採得 27

に

二次固定 138
ニュートラルゾーン 26

ね

粘膜支持 10

は

バーアタッチメント 73, 125
バークラスプ 150
ハイリップライン 145
把持 11
バッキング 90

ひ

被圧変位量 20
ヒーリングアバットメント 124
ピエゾグラフィー 26
ピエゾグラフィックスペース 31

ふ

複合すれ違い咬合 12, 77
複製義歯 23
プラスターレス咬合器 38
フレームワーク 90, 162
プレパレーションガイド 13, 87

フレンジテクニック 26
分割スライド式トレー 155

ほ

ボールアタッチメント 123

ま

マグネットアタッチメント 123

み

ミドルリップライン 145
ミリング加工 182

め

メインテナンス 126
メタルバッキング 65

り

リーゲルテレスコープ 159
リテーナー型義歯 46, 93
リライン 160

れ

レーザー焼結積層造形加工 178
レーザー溶接 164, 167
レストシート 13, 119
連結強度 15
連続シンギュラムレスト 51
連続切縁レスト 104

ろ

ローリップライン 145
ロケーターアタッチメント 123

【著者略歴】

大久保 力廣

- 1986年　鶴見大学歯学部卒業
- 1990年　鶴見大学大学院修了
- 1990年　鶴見大学歯学部歯科補綴学第一講座　助手
- 1996年　Visiting Scientist, Baylor College of Dentistry
- 2004年　Visiting Scientist, University of Uruguay
- 2005年　鶴見大学歯学部歯科補綴学第一講座　講師
- 2009年　鶴見大学歯学部歯科補綴学第一講座　教授
- 2016年　鶴見大学歯学部附属病院　病院長
- 2016年　鶴見大学歯学部インプラントセンター　センター長
- 2018年　鶴見大学歯学部　学部長

高山 慈子

- 1981年　鶴見大学歯学部卒業
- 1985年　鶴見大学大学院修了
- 1985年　鶴見大学歯学部補綴学講座　助手
- 2013年　鶴見大学歯学部有床義歯補綴学　講師
- 2015年　鶴見大学歯学部有床義歯補綴学　准教授
- 2018年　鶴見大学歯学部有床義歯補綴学　臨床教授

すれ違い咬合―パーシャルデンチャー難症例の攻略

ISBN978-4-263-44544-0

2019年3月10日　第1版第1刷発行

監修　大久保 力廣
編集　高山 慈子
発行者　白石 泰夫
発行所　医歯薬出版株式会社

〒113-8612　東京都文京区本駒込1-7-10
TEL. (03)5395-7638(編集)・7630(販売)
FAX. (03)5395-7639(編集)・7633(販売)
https://www.ishiyaku.co.jp/
郵便振替番号　00190-5-13816

乱丁，落丁の際はお取り替えいたします　　印刷・教文堂／製本・愛千製本
© Ishiyaku Publishers, Inc., 2019. Printed in Japan

本書の複製権・翻訳権・翻案権・上映権・譲渡権・貸与権・公衆送信権（送信可能化権を含む）・口述権は，医歯薬出版㈱が保有します．

本書を無断で複製する行為（コピー，スキャン，デジタルデータ化など）は，「私的使用のための複製」などの著作権法上の限られた例外を除き禁じられています．また私的使用に該当する場合であっても，請負業者等の第三者に依頼し上記の行為を行うことは違法となります．

JCOPY ＜出版者著作権管理機構　委託出版物＞

本書をコピーやスキャン等により複製される場合は，そのつど事前に出版者著作権管理機構（電話 03-5244-5088，FAX 03-5244-5089，e-mail : info@jcopy.or.jp）の許諾を得てください．